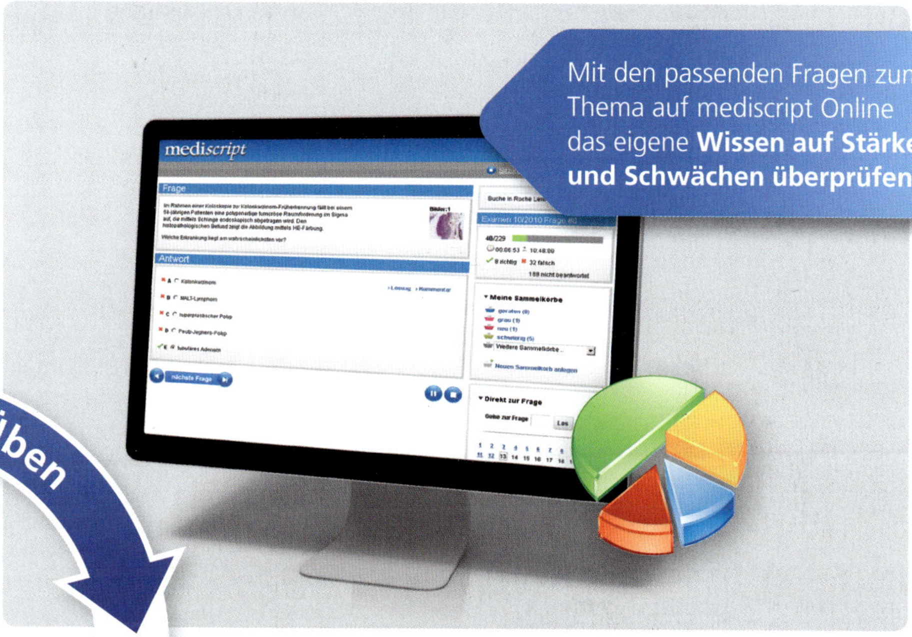

Mit den passenden Fragen zum Thema auf mediscript Online das eigene **Wissen auf Stärken und Schwächen überprüfen**

Üben

Organisieren

Wichtige **Lücken erkennen** und **gezielt schließen**

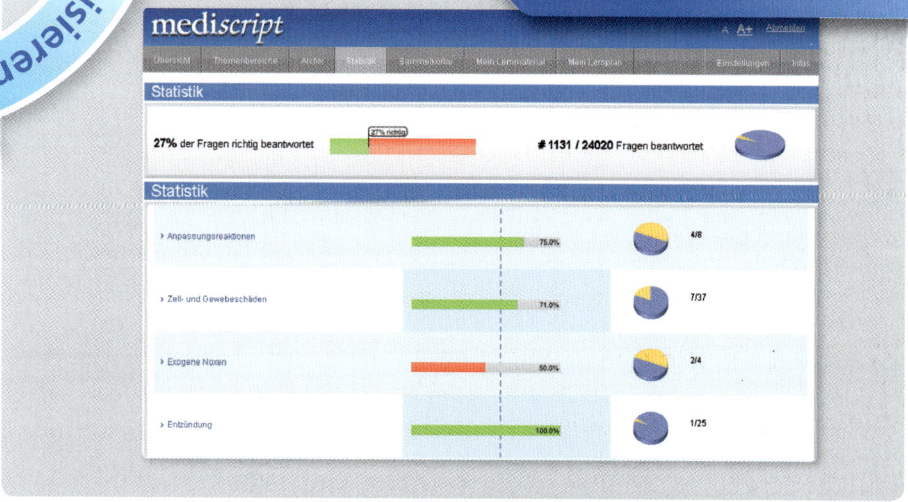

Mehr Informationen zur mediscript Lernwelt auf
www.mediscript-online.de

Silvan M. Vesenbeckh
Last Minute Infektiologie, Immunologie und Mikrobiologie

In der Reihe Last Minute erscheinen folgende Titel:

- Last Minute AINS
- Last Minute Anatomie
- Last Minute Arbeitsmedizin
- Last Minute Augenheilkunde
- Last Minute Bildgebende Verfahren
- Last Minute Biochemie
- Last Minute Biologie
- Last Minute Chemie
- Last Minute Chirurgie
- Last Minute Dermatologie
- Last Minute Gynäkologie und Geburtshilfe
- Last Minute Histologie
- Last Minute HNO
- Last Minute Infektiologie, Immunologie und Mikrobiologie
- Last Minute Innere Medizin
- Last Minute Neurologie
- Last Minute Pädiatrie
- Last Minute Pathologie
- Last Minute Pharmakologie
- Last Minute Physik
- Last Minute Physiologie
- Last Minute Psychiatrie
- Last Minute Psychologie und Soziologie
- Last Minute Rechtsmedizin
- Last Minute Urologie

Silvan M. Vesenbeckh

Last Minute Infektiologie, Immunologie und Mikrobiologie

1. Auflage

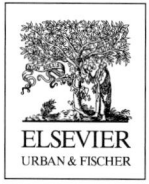

URBAN & FISCHER München

Zuschriften und Kritik an:
Elsevier GmbH, Urban & Fischer Verlag, Hackerbrücke 6, 80335 München
E-Mail: medizinstudium@elsevier.de

Wichtiger Hinweis für den Benutzer
Die Erkenntnisse in der Medizin unterliegen laufendem Wandel durch Forschung und klinische Erfahrungen. Herausgeber und Autoren dieses Werks haben große Sorgfalt darauf verwendet, dass die in diesem Werk gemachten therapeutischen Angaben (insbesondere hinsichtlich Indikation, Dosierung und unerwünschter Wirkungen) dem derzeitigen Wissensstand entsprechen. Das entbindet den Nutzer dieses Werks aber nicht von der Verpflichtung, anhand weiterer schriftlicher Informationsquellen zu überprüfen, ob die dort gemachten Angaben von denen in diesem Buch abweichen und seine Verordnung in eigener Verantwortung zu treffen.

Für die Vollständigkeit und Auswahl der aufgeführten Medikamente übernimmt der Verlag keine Gewähr.

Geschützte Warennamen (Warenzeichen) werden in der Regel besonders kenntlich gemacht (®). Aus dem Fehlen eines solchen Hinweises kann jedoch nicht automatisch geschlossen werden, dass es sich um einen freien Warennamen handelt.

Bibliografische Information der Deutschen Nationalbibliothek
Die Deutsche Nationalbibliothek verzeichnet diese Publikation in der Deutschen Nationalbibliografie; detaillierte bibliografische Daten sind im Internet über http://www.d-nb.de abrufbar.

Alle Rechte vorbehalten
1. Auflage 2013

© Elsevier GmbH, München
Der Urban & Fischer Verlag ist ein Imprint der Elsevier GmbH.

13 14 15 16 17   5 4 3 2 1

Das Werk einschließlich aller seiner Teile ist urheberrechtlich geschützt. Jede Verwertung außerhalb der engen Grenzen des Urheberrechtsgesetzes ist ohne Zustimmung des Verlags unzulässig und strafbar. Das gilt insbesondere für Vervielfältigungen, Übersetzungen, Mikroverfilmungen und die Einspeicherung und Verarbeitung in elektronischen Systemen.

Um den Textfluss nicht zu stören, wurde bei Berufsbezeichnungen die grammatikalisch maskuline Form gewählt. Selbstverständlich sind in diesen Fällen immer Frauen und Männer gemeint.

Planung: Julia Baier, Sabine Hennhöfer, Elsevier Deutschland, München
Lektorat: Michael Kraft, Michaela Mohr, mimo-booxx|textwerk., Augsburg
Zeichnungen: Stefan Dangl, München
Fotos: © Institut für medizinische und pharmazeutische Prüfungsfragen (IMPP), Mainz
Herstellung: Peter Sutterlitte, Elsevier Deutschland, München
Satz: abavo GmbH, Buchloe/Deutschland; TnQ, Chennai/Indien
Druck und Bindung: Printer Trento, Italien
Umschlaggestaltung: SpieszDesign, Neu-Ulm
Titelfotografie: © GettyImages/Kick Images/Tsoi Hoi Fung

ISBN Print   978-3-437-43062-6
ISBN e-Book 978-3-437-16953-3

Aktuelle Informationen finden Sie im Internet unter **www.elsevier.de** und **www.elsevier.com**

Vorwort

Liebe Studentinnen und Studenten!

Die Infektiologie ist ein Querschnittsbereich der Medizin. Neben traumatischen Verletzungen und bösartigen Erkrankungen können auch Infektionen jedes Organ des menschlichen Körpers betreffen.

Die ersten beiden Kapitel geben lediglich einen kurzen Überblick über prüfungsrelevante Themenbereiche der Immunologie und Infektiologie. Spezielle immunologische Aspekte finden Sie dann an entsprechender Stelle in die übrigen Kapitel integriert.

In den Kapiteln Bakteriologie, Virologie, Mykologie und Parasitologie sind mikrobiologische Grundlagen der vier wichtigsten Gruppen humanpathogener Infektionserreger dargestellt, wobei die Therapie bakterieller Infektionen im vorletzten Kapitel einen eigenen Schwerpunkt bildet.

Der Hauptteil des Buches befasst sich mit der klinischen Infektiologie, wobei für jedes Organsystem nur die am häufigsten vom IMPP abgefragten Infektionen aufgeführt sind. Systemische Infektionen und Infektionskrankheiten der Pädiatrie und der Tropen sind in gesonderten Kapiteln dargestellt.

Das Buch schließt mit einem Kapitel ab, in dem Maßnahmen des Infektionsschutzes einschließlich der Impfmedizin zusammengefasst sind.

Der vorliegende Titel **Infektiologie, Immunologie und Mikrobiologie** aus der *Last-Minute*-Reihe soll Ihnen helfen, die wichtigsten Lerninhalte in diesen Querschnittsbereichen innerhalb kürzester Zeit zu wiederholen. Wir haben uns folglich bei der Auswahl der Schwerpunkte an die seit 2007 am häufigsten vom IMPP abgefragten Themen konzentriert und auf weniger relevante Details und weiterführende Informationen bewusst zugunsten einer prägnanten Darstellung verzichtet.

Ich wünsche Ihnen viel Erfolg bei der Examensvorbereitung und alles Gute auf Ihrem weiteren beruflichen Werdegang.

Berlin, im Frühjahr 2013
Dr. med. Silvan M. Vesenbeckh

Adressen

Helios Klinikum Emil von Behring
Walterhöferstraße 11
14165 Berlin
vesenbeckh@gmail.com

So nutzen Sie das Buch

Prüfungsrelevanz

Die Elsevier-Reihe Last Minute bietet Ihnen die Inhalte, zu denen in den Examina der letzten fünf Jahre Fragen gestellt wurden. Eine Farbkennung gibt an, wie häufig ein Thema gefragt wurde, d. h. wie prüfungsrelevant es ist:

- Kapitel in Violett ● kennzeichnen die Inhalte, die in bisherigen Examina sehr häufig geprüft wurden.
- Kapitel in Grün ● kennzeichnen die Inhalte, die in bisherigen Examina mittelmäßig häufig geprüft wurden.
- Kapitel in Blau ● kennzeichnen die Inhalte, die in bisherigen Examina eher seltener, aber immer wieder mal geprüft wurden.

Lerneinheiten

① Das gesamte Buch wird in Tages-Lerneinheiten unterteilt. Diese werden durch eine „Uhr" dargestellt: Die Ziffer gibt an, in welcher Tages-Lerneinheit man sich befindet.

◐ Jede Tages-Lerneinheit ist in sechs Abschnitte unterteilt: Der ausgefüllte Bereich zeigt, wie weit Sie fortgeschritten sind.

■ **CHECK-UP**

☐ Check-up-Kasten: Fragen zum Kapitel als Selbsttest.

Merkekasten: wichtige Fakten, Merkregeln.

Zusatzwissen zum Thema, z. B. zusätzliche klinische Informationen.

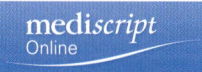

Zum Üben stehen Ihnen unter http://www.mediscript-online.de/ alle IMPP-Fragen zur Infektiologie zur Verfügung (Zugangscode s. vordere innere Umschlagseite). Am Ende jeden Kapitels finden Sie einen direkten Link zu einer Auswahl der jeweils wichtigsten IMPP-Fragen zum Thema auf mediscript online.

Abkürzungen

AIDS	Acquired Immune Deficiency Syndrome	**INH**	Isoniazid
ASS	Acetylsalicylsäure	**i.v.**	intravenös
BSG	Blutkörperchensenkungsgeschwindigkeit	**LJ**	Lebensjahr
		LTBI	Latente Tuberkuloseinfektion
CDC	Centers for Disease Control and Prevention	**MRSA**	Methicillinresistenter Staphylococcus aureus
CMV	Zytomegalievirus	**MRT**	Magnetresonanztomografie
COPD	Chronic obstructive pulmonary disease	**NRTI**	Nukleosidische (nukleotidische) Reverse-Transkriptase-Inhibitoren
CT	Computertomografie	**NNRTI**	Nicht nukleosidische Reverse-Transkriptase-Inhibitoren
DIC	Disseminated Intravasal Coagulation	**NSV**	Nadelstichverletzung
D.m.	Diabetes mellitus	**PCR**	Polymerase Chain Reaction
DD	Differenzialdiagnose	**PEP**	Postexpositionsprophylaxe
DNS	Desoxyribonukleinsäure	**PrEP**	Präexpositionsprophylaxe
DZK	Deutsches Zentralkomitee zur Bekämpfung der Tuberkulose	**PI**	Protease-Inhibitor
		p.o.	per oral
E.	Escherichia	**PTLD**	Post-Transplant Lymphoproliferate Disorder
EBV	Epstein-Barr-Virus		
EEG	Elektroenzephalografie	**PZA**	Pyrazinamid
ELISA	Enzyme-Linked Immunosorbent Assay	**RKI**	Robert Koch-Institut
		RMP	Rifampicin
EMB	Ethambutol	**RNS**	Ribonukleinsäure
FSME	Frühsommer-Meningo-Enzephalitis	**spp.**	Spezies
Hb	Hämoglobin	**SSW**	Schwangerschaftswoche
HIV	Human Immunodeficiency Virus	**STI**	Sexually Transmitted Infections
HNO	Hals-Nasen-Ohren	**STIKO**	Ständige Impfkomission
H.P.	Helicobacter pylori	**Tb**	Tuberkulose
HSV	Herpes-simplex-Virus	**V.a.**	Verdacht auf
HUS	Hämolytisch-urämisches Syndrom	**VZV**	Varizella-Zoster-Virus
i.d.R.	in der Regel	**WHO**	World Health Organization (Weltgesundheitsorganisation)
Ig	Immunglobulin		
i.m.	intramuskulär	**Z.n.**	Zustand nach
IMPP	Institut für medizinische und pharmazeutische Prüfungsfragen	**ZNS**	Zentrales Nervensystem

Inhaltsverzeichnis

Tag 1 — 1

1 Immunologie — 1
Autoimmunerkrankungen — 1
Allergien — 2
Immundefekte — 2

2 Humanpathogene Infektionserreger — 5
Allgemeines — 5
Inkubationszeiten — 7
Übertragungswege — 8
Intrauterin übertragbare Infektionen — 9

3 Bakteriologie — 11
Allgemeines — 11
Einteilung — 12
Diagnostik — 17

4 Virologie — 19
Allgemeines — 19
Einteilung — 21
Diagnostik — 23
Therapie — 23

5 Mykologie — 25
Einteilung — 25
Therapie — 26

6 Parasitologie — 27
Protozoen — 27
Helminthen — 29
Diagnostik — 31

7 Infektionen des Herzens — 33
Endokarditis — 33
Myokarditis — 34

8 Infektionen der Lunge — 37
Tuberkulose — 37
Pneumonie — 39
Influenza — 41
Bronchitis — 42

9 Darm — 45
Amöbenruhr — 45
Salmonellose — 46
Lebensmittelintoxikationen — 46
Norovirusinfektion — 47
Clostridium-difficile-Infektion — 48

10 Infektionen der Leber — 51
Infektiöse Hepatitis — 51

Inhaltsverzeichnis

Tag 2 55

11 Infektionen des ZNS 55
  Meningitis 55
  Enzephalitis 57

12 Infektionen des Knochens 59
  Osteomyelitis und Spondylitis 59

13 Infektionen des Urogenitaltrakts 61
  Harnwegsinfekt: Urozystitis und Pyelonephritis 61
  Kolpitis 62
  Sexuell übertragbare Infektionen 62

14 Infektionen der Haut 67
  Herpes zoster 67
  Skabies 68
  Molluscum contagiosum 69
  Impetigo contagiosa 70
  Erysipel 70
  Nekrotisierende Haut- und Weichteilinfektionen 71

15 Infektionen des Auges und des HNO-Trakts 73
  Keratoconjunctivitis epidemica 73
  Angina tonsillaris 73

16 Systemische Infektionen 75
  HIV/AIDS 75
  Borreliose 77

17 Pädiatrische Infektionen 79
  Epstein-Barr-Virus (EBV) 79
  Exanthematöse Erkrankungen 79
  Epiglottitis 81

18 Ausgewählte Tropenerkrankungen 83
  Malaria 83
  Typhus abdominalis 87

19 Antibiotika 89
  Allgemeines 89
  Wirkmechanismen und Wirkspektrum 89
  Antiinfektiva in der Schwangerschaft 93

20 Infektionsschutz 95
  Infektionsschutzgesetz (IfSG) 95
  Impfungen 96
  Maßnahmen nach Exposition 99
  Hygiene 103

Register 105

1 Immunologie

- Autoimmunerkrankungen 1
- Allergien 2
- Immundefekte 2

Unser Immunsystem verfügt über unzählige Mechanismen zur Abwehr von Erregern. Man unterscheidet eine unmittelbar wirksame aber unspezifische angeborene und eine sich erst im Lauf von Stunden nach Erregerkontakt entwickelnde, hoch spezifische erworbene Immunität:

1. **Unspezifische, angeborene Immunität**
   - Mechanische Barrieren (Epithel, Endothel)
   - Zytokine (Induzieren u. a. Akute-Phase-Proteine)
   - Akute-Phase-Proteine (wirken u. a. antiinflammatorisch)
   - Komplementsystem (bilden u. a. Membranangriffskomplex)
   - Makrophagen und neutrophile Granulozyten (u. a. Phagozytose von Pathogenen)
   - Eosinophile Granulozyten (wirken u. a. toxisch auf Parasiten)
   - Natürliche Killerzellen
2. **Spezifische, erworbene (adaptive) Immunität mit Gedächtnisfunktion**
   - Antigenpräsentierende Zellen (APC)
   - B-Lymphozyten (humorale Immunantwort durch Antikörperbildung)
   - T-Lymphozyten (zellvermittelte Immunantwort)

Autoimmunerkrankungen

Autoimmunerkrankungen zeichnen sich durch Reaktionen des Immunsystems gegen körpereigene Strukturen aus. Oft liegt eine familiäre Häufung vor. Autoimmunerkrankungen können die verschiedensten Organe betreffen; hier einige Beispiele:
Leber
- Autoimmunhepatitis
- Primär biliäre Zirrhose (PBC)
- Primär sklerosierende Cholangitis (PSC)

Auge
- Myasthenia gravis

Schilddrüse
- Hashimoto-Thyreoiditis

Darm
- Morbus Crohn
- Collitis ulcerosa
- Zöliakie

Gelenke
- Reaktive Arthritis

Reaktive Arthritis: Wenige Tage bis Wochen nach einer urogenitalen oder gastrointestinalen bakteriellen Erkrankung kann es zu einer postinfektiösen entzündlichen Zweiterkrankung der Gelenke kommen (reaktive Arthritis). In 60–80 % der Fälle besteht eine Assoziation zu HLA-B27:
- Urogenital: Gonokokken, Chlamydien, Mykoplasmen
- Gastrointestinal: Salmonellen, Shigellen, Yersinien, Campylobacter

Ein Erregernachweis gelingt i. d. R. nicht mehr, da die auslösende Erkrankung meist abgeheilt ist (aseptische Arthritis).

Knochen
- Morbus Bechterew

Systemisch
- Systemischer Lupus erythematodes (SLE)

■ CHECK-UP

☐ Zählen Sie fünf Autoimmunerkrankungen auf.
☐ Welcher HLA-Typ kommt gehäuft bei reaktiver Arthritis vor?

1 Immunologie

Allergien

Eine Allergie ist eine überschießende Reaktion des Immunsystems.

Es werden die folgenden Hypersensitivitätsreaktionen nach Erscheinungsmuster und Zeitpunkt des Reaktionseintritts unterschieden (Coombs und Gell):
- **Typ 1 vom Soforttyp** (Symptome innerhalb kürzester Zeit nach Antigenkontakt):
  - IgE-vermittelte Mastzell-Degranulation
  - Schwellung, Rötung
  - Atopie, Urtikaria, anaphylaktischer Schock
- **Typ 2 vom zytotoxischen Typ** (Symptome 6–12 h nach Allergenkontakt):
  - Antikörper-vermittelte zelluläre Reaktion
  - Transfusionsreaktion, Thrombozytopenie oder Agranulozytose durch Medikamente, Pemphigus vulgaris
- **Typ 3 vom Immunkomplex-Typ** (Symptome 6–12 h nach Allergenkontakt):
  - Antikörper-vermittelte Bildung von Immunkomplexen (Komplementaktivierung)
  - Serumkrankheit, Arthus-Reaktion, allergische Vaskulitis
- **Typ 4 vom Spättyp** (Symptome i. d. R. erst 24 h nach wiederholtem Allergenkontakt):
  - Nicht durch Antikörper, sondern T-Zell-vermittelt
  - Tuberkulinreaktion, Transplantatabstoßung, allergisches Kontaktekzem, Steven-Johnson-Syndrom

Zu den Erkrankungen des atopischen Formenkreises zählen das allergische Asthma bronchiale, die atopische Dermatitis (Neurodermitis), die allergische Rhinitis (Heuschnupfen) und die allergische Konjunktivitis (Bindehautentzündung).

■ CHECK-UP
☐ Welche Erkrankungen zählen zum atopischen Formenkreis?

Immundefekte

Bei den Immundefekten werden angeborene (→ Tab. 1.1) und erworbene Störungen (→ Tab. 1.2) der Körperabwehr unterschieden.
Das **Wiskott-Aldrich-Syndrom** ist ein X-chromosomal vererbter Defekt des Immunsystems und zeichnet sich durch die folgende Trias aus:

- Thrombozytopenie (insbesondere Schleimhautblutungen bereits im Neugeborenenalter)
- Immundefekt (Infektanfälligkeit, opportunistische Infektionen)
- Ekzeme (atopische Dermatitis)

Das **Di-George-Syndrom** kommt durch eine Mikrodeletion im langen Arm des Chromosom 22 zustande (22q11.2). Diese kann mittels Fluoreszenz-in-situ-Hybridisierung (FISH) nachgewiesen werden. Die Folge ist eine kongenitale Thymushypoplasie, die zu folgenden Symptomen führt:
- Hypokalzämie (durch Fehlen der Epithelkörperchen)
- Typische faziale Dysmorphien
- Gaumenspalte
- Herzfehler

Tab. 1.1 Beispiele für angeborene Immundefekte

Angeborene Immunität		• C1-Inhibitor-Mangel • Fanconi-Anämie
Adaptive Immunität	• B-Zellen	• IgA-Mangel • Variabler Immundefekt (Common Variable Immunodeficiency, CVID)
	• T-Zellen	• Wiskott-Aldrich-Syndrom • Ataxia teleangiectatica • Di-George-Syndrom
	• B- und T-Zellen	• Schwerer kombinierter Immundefekt (SCID)

Tab. 1.2 Beispiele für erworbene Immundefekte

Adaptive Immunität	• HIV/AIDS (→ Kap. 16) • Iatrogene Immundefekte (Chemotherapeutika, Immunsuppressiva)

- Meist nur milde Immundefekte (bei vollständiger Aplasie des Thymus hohe Infektanfälligkeit)

Der Einsatz von **Immunsuppressiva** zur Verminderung des Risikos einer Abstoßungsreaktion bei Organtransplantationen führt zu einem iatrogenen Immundefekt. Es kann zur gefürchteten Reaktivierung von Virusinfektionen kommen:

- CMV: Pneumonie, Retinitis
- VZV: generalisierter Zoster, Meningitis, Enzephalitis
- BK-Polyomavirus: hämorrhatische Zystitis
- JC-Polyomavirus: progressive multifokale Leukenzephalopathie (PML)

Therapie: Ganciclovir (CMV), Aciclovir (VZV), Verminderung der Immunsuppression (JC, BK)

■ CHECK-UP

☐ Welches sind die klinischen Zeichen des Di-George-Syndroms?

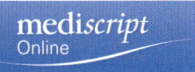

Und jetzt üben mit den wichtigsten IMPP-Fragen:
http://www.mediscript-online.de/Fragen/Vesenbeckh_Kap01
(Anleitung zum Einloggen s. Buchdeckel-Innenseite).

2 Humanpathogene Infektionserreger

- Allgemeines 5
- Inkubationszeiten 7
- Übertragungswege 8
- Intrauterin übertragbare Infektionen 9

 Allgemeines

Die weltweit fünf häufigsten Todesursachen durch Infektionserreger sind Pneumonie, Diarrhö, AIDS, Malaria und Tuberkulose. In Entwicklungsländern stehen Infektionserkrankungen noch immer auf den ersten Plätzen der Todesursachenstatistik.

■ Wichtige Definitionen und Begriffsklärungen

Kolonisation: Besiedlung von Haut oder Schleimhaut ohne Krankheitssymptome
- Haut und Schleimhaut (Rachenschleimhaut, Vagina) des Menschen sind natürlicherweise mit vielen Bakterien besiedelt. Durch Antibiotika kann diese Flora geschädigt werden, wodurch es zu Erkrankungen kommen kann (Pseudomembranöse Kolitis, Vaginalmykose).

Infektion: Mikroorganismen befallen den Menschen und vermehren sich in ihm.
- **Primärinfektion:** Eine Primärinfektion mit dem Varizella-Zoster-Virus (VZV) führt zu Windpocken.
- **Sekundärinfektion:** Es gibt vier Dengue-Serotypen, die jeweils eine lebenslange typspezifische Immunität hinterlassen. Kommt es zur erneuten Infektion (mit einem anderen Serotyp) spricht man von Sekundärinfektion.
- **Superinfektion:** bakterielle Infektion der Lunge (Pneumonie) bei bereits bestehender Influenza-Infektion, Hepatitis-D-Infektion bei bereits bestehender Hepatitis-B-Infektion.
- **Koinfektion:** bezeichnet das Vorliegen verschiedener Infektionen gleichzeitig (z. B. HIV und Tb). Eine Sonderform ist die Simultaninfektion, eine gleichzeitige Infektion mit mindestens zwei Erregern (z. B. Hepatitis B und D).
- **Reinfektion:** Nach dem Ausheilen einer Infektion kann es zur Reinfektion kommen, sofern die Primärinfektion keine Immunität hinterlassen hat.
- **Reaktivierung:** Herpesviren (z. B. VZV) persistieren in den Spinalganglien und können im Lauf des Lebens durch Immunschwäche reaktivieren (klinisch: Herpes zoster).
- **Infestation:** Befall meist mit (Darm-)Parasiten ohne Vermehrung des Erregers im Menschen
- **Präpatenz:** Zeit zwischen Aufnahme/Eindringen eines Parasiten und dem Auftreten der Fortpflanzungsprodukte (Eier im Stuhl bei Darmparasiten)
- **Inkubationszeit:** Zeit zwischen der Infektion und dem Auftreten erster Symptome

■ Ablauf einer Infektion

In → Abb. 2.1 ist der Ablauf einer Infektion schematisch dargestellt. Ein empfängliches Individuum (S) kann über ein entsprechendes Risikoverhalten (z. B. ungeschützter Geschlechtsverkehr, Aufenthalt in einem Malaria-Endemiegebiet) Kontakt zu einem Infektionserreger haben (z. B. HIV, Plasmodium falciparum). Ist ein solcher Kontakt ausreichend intensiv kommt es zur Übertragung des Erregers mit Infektion des Individuums (E). In Abhängigkeit von Erreger, Infektionsdosis und Abwehrlage des Individuums kommt es nach Ablauf der Inkubationszeit zur Erkrankung (K), die entweder chronisch persistierend verläuft, zum Tod führt (T) oder ausheilt (H). Manche Infektionen hinterlassen eine mehr oder weniger lange Immunität (M). Ist diese nicht lebenslang, so ist das Individuum nach Ablauf der Immunität erneut empfänglich für eine Reinfektion mit demselben Erreger (S). Eine Lebenslange Immunität hinterlassen z. B. Infektionen mit Masern, Mumps, Röteln und Windpocken.

Im Sinn der Infektionskontrolle (→ Kap. 20) stehen unterschiedliche Maßnahmen zu verschiedenen Zeitpunkten des aufgezeigten Kreislaufs zur Verfügung:

2 Humanpathogene Infektionserreger

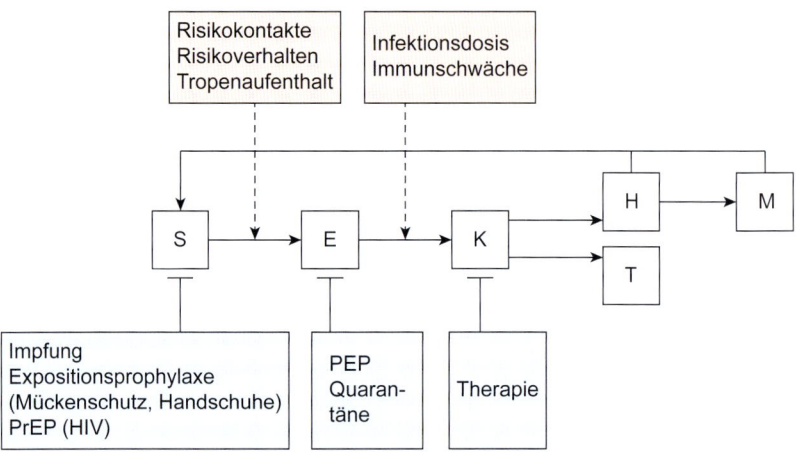

S: suszeptibel (empfänglich)   T: tot
E: exponiert und infiziert   H: geheilt
K: krank   M: immun (temporär)

Abb. 2.1 Infektion und Kontrollmaßnahmen

- Empfängliche Individuen
  - Impfung (derzeit steht weder eine Impfung gegen HIV noch gegen Malaria zur Verfügung)
  - Expositionsprophylaxe (Kondome beim Geschlechtsverkehr oder Schutz vor Mücken im Malaria-Endemiegebiet)
- Exponierte/infizierte Individuen
  - Medikamentöse Prä- oder Postexpositionsprophylaxe (PrEP: antiretrovirale Medikamente vor geplantem Risikokontakt, Chemoprophylaxe vor Betreten eines Malaria-Endemiegebiets, PEP: antiretrovirale Medikamente nach Risikokontakt)
  - Isolation von Infizierten, Quarantäne (weder indiziert bei Malaria noch bei HIV)
- Erkrankte
  - Die Einleitung einer spezifischen Therapie (antiretrovirale Therapie, Malaria-Therapie) kann die Mortalität senken (HIV-Infizierte haben heute die gleiche Lebenserwartung wie die gesunde Bevölkerung) und bei Infektionskrankheiten oft auch die Dauer der Infektiösität reduzieren. Die antiretrovirale Therapie senkt die Viruslast im Idealfall unterhalb die Nachweisgrenze, wodurch die Wahrscheinlichkeit einer Infektion des Partners beim ungeschützten Geschlechtsverkehr sehr gering ist (Therapie zur Prävention!).

Besteht der Verdacht auf das Vorliegen einer Infektionskrankheit, kommen die folgenden Mikroorganismen als Erreger differenzialdiagnostisch infrage:
- Viren:
  - Viruspartikel (= Virion): Nukleinsäure (DRS oder RNS) von Nukleokapsid umgeben
  - Größe: ca. 0,1 µm
- Bakterien:
  - Prokaryonten
  - Größe: ca. 1 µm
  - Sonderrolle: zellwandlose und obligat intrazelluläre Bakterien
- Pilze:
  - Eukaryonten
  - Größe: ca. 10 µm (Hefepilze)
- Parasiten:
  - Eukaryonten (Protozoen) und Tiere (Helminthen)
  - Größe: wenige Millimeter bis einige Meter
- Prionen:
  - Proteinmoleküle (fehlerhaft gefaltet)
  - Größe: < 100 nm

Creutzfeld-Jakob-Krankheit
- Prionenerkrankung des Menschen
- Führt zu degenerativer Erkrankung des ZNS (humane spongiforme Enzephalopathie)
- Symptome beginnen nach einer Latenz von ca. 10 Jahren:
  - Progrediente, rasch fortschreitende Demenz
  - Myoklonien
  - Zerebelläre/visuelle Störungen

- Pyramidale/extrapyramidale Störungen
- Akinetischer Mutismus
• Diagnostik: Liquor, MRT, EEG, Hirnbiopsie, postmortem Immunhistologie, Ausschluss anderer Ursachen für Demenz
• Spezifische Therapie: keine

■ CHECK-UP

☐ Beschreiben Sie den natürlichen Ablauf einer Infektion und nennen Sie Möglichkeiten der Intervention zu verschiedenen Zeitpunkten am Beispiel HIV.
☐ Erläutern Sie den Unterschied zwischen Primär- und Sekundärinfektion sowie Reinfektion und Reaktivierung. Nennen Sie jeweils ein Beispiel.
☐ Definieren Sie Infestation und Präpatenz.
☐ Nennen Sie Symptome der Creutzfeld-Jakob-Krankheit.

Inkubationszeiten

Die Inkubationszeit beschreibt die Zeit zwischen Infektion und dem Auftreten erster Symptome. In → Tab. 2.1 sind Inkubationszeiten ausgewählter Erkrankungen aufgeführt. In der Regel ist die Inkubationszeit auch von Erregerdosis und Abwehrlage des Infizierten abhängig.

• **Vorsicht:** Die Zeit zwischen Infektion und Beginn der Infektiösität des Infizierten (Latenzzeit) kann kürzer (z. B. Windpocken, HIV) oder länger (z. B. Keuchhusten, Diphtherie) sein als die Inkubationszeit. Die meisten Übertragungen von Windpocken und HIV finden also statt bevor der Überträger von seiner eigenen Infektion weiß.

Tab. 2.1 Inkubationszeiten ausgewählter Erkrankungen (häufig zitierte Zeitspannen oder Mittelwerte)

Inkubationszeit		Erkrankung	Erreger
Kurz (bis 1 Woche)	10–50 h	Norovirusinfektion	Norovirus
	2 h–5 d	Cholera	Vibrio cholerae
	1–4 d	Influenza	Influenzavirus
	2–4 d	Scharlach	Streptococcus pyogenes
	3–6 d	Gelbfieber	Gelbfiebervirus
	2–12 d	Herpes-simplex-Primärinfektion	Herpes-simplex-Virus (HSV-1/2)
Mittel (bis 4 Wochen)	8–10 d	Masern	Masernvirus
	10–20 d	Typhus	Salmonella typhi
	14–25 d	Mumps	Mumpsvirus
	2–3 Wo.	Röteln	Rötelnvirus
	1–4 Wo.	Amöbiasis	Entamoeba histolytica
	8–28 d	Windpocken	Varizella-Zoster-Virus (VZV)
Lang (bis Jahrzehnte)	6 Wo.–Jahrzehnte	Tuberkulose	Mycobacterium tuberculosis (MTB)
	Monate bis Jahrzehnte	AIDS	HI-Virus (HIV-1/2)
	30–180 d	Hepatitis B	Hepatitis-B-Virus (HBV)

2 Humanpathogene Infektionserreger

■ CHECK-UP

- ☐ Definieren Sie Inkubationszeit und Latenzzeit.
- ☐ Was hat eine im Vergleich zur Inkubationszeit kürzere Latenzzeit zur Folge? Nennen Sie 2 Beispiele.
- ☐ Nennen Sie jeweils 2 Erkrankungen mit besonders kurzer und besonders langer Inkubationszeit.

 Übertragungswege

In → Tab. 2.2 sind die wichtigsten Übertragungswege für Infektionserreger genannt. Erkrankungen durch intrauterin übertragbare Erreger und sexuell übertragbare Infektionen (STI) werden im → Kapitel 13 gesondert betrachtet:

Angenommenes Risiko einer Infektion bei Verletzung an einem scharfen Objekt, das mit dem entsprechenden Virus kontaminiert ist (Nadelstichverletzungen im Krankenhausalltag):
- HBV: 30 %
- HCV: 3 %
- HIV: 0,3 %

Tab. 2.2 Einteilung ausgewählter Infektionserreger nach Hauptübertragungsweg

Übertragungsweg	Erkrankungen (Beispiele)	Erreger
Aerogen	Tuberkulose Influenza Masern	(B[1]) Mykobakterien (V[2]) Influenzavirus (V) Masernvirus
Fäkal-Oral	Typhus Hepatitis A Polio	(B) Salmonella typhi (V) Hepatitis-A-Virus (V) Poliovirus
Transkutan	**Über Mikroläsionen (ML):** • Leptospiren **Über Nadelstichverletzung (NSV) oder ML:** • HIV • Hepatitis B • Hepatitis C **Über gesunde Haut:** • Bilharziose • Hakenwürmer	(B) Leptospira Interrogans (V) HI-Virus 1/2 (V) Hepatitis B-Virus (V) Hepatitis C-Virus (P[3]) Schistosoma spp. (P) Ancylostoma duodenale (P) Necator americanus
Sexuell	Tripper (Gonorrhö) Syphilis (Lues) Chlamydieninfektion HIV Trichomoniasis Genitaler Herpes	(B) Neisseria gonorrhoeae (B) Treponema pallidum (B) Chlamydia trachomatis (V) HI-Virus (P) Trichomonas vaginalis (V) Herpes-simplex-Virus 1/2
Intrauterin	Konnatale Lues/Syphilis Konnatale Toxoplasmose Konnatale Röteln Konnatale CMV-Infektion Konnatale Herpes-simplex-Virusinfektion	(B) Treponema pallidum (P) Toxoplasma gondii (V) Rötelnvirus (V) CMV (V) HSV
Vektor • Zecke • Aedesmücke • Zecke • Anophelesmücke	**Über Arthropoden:** • Borreliose • Dengue • Gelbfieber • FSME • Malaria • Filariose	(B) Borrelia burgdorferi (V) Denguevirus (V) Gelbfiebervirus (V) FSME-Virus (P) Plasmodien spp. (P) Wucheria bancrofti

Tab. 2.2 Einteilung ausgewählter Infektionserreger nach Hauptübertragungsweg (Forts.)

Übertragungsweg	Erkrankungen (Beispiele)	Erreger
• Mücke • Kriebelmücke • Sandfliege • Tsetsefliege • Raubwanze • Laus, Zecke, Floh	• Flussblindheit • Leishmaniose • Schlafkrankheit • Chagas • Rickettsiose	(P) Onchocerca volvulus (P) Leishmania spp. (P) Trypanosoma brucei spp. (P) Trypanosoma cruzi (B) Rickettsia spp.
	Über Nager:	
• Maus	• Hantavirus • Lassavirus	(V) Hantavirus (V) Lassavirus

[1] B = Bakterium
[2] V = Virus
[3] P = Parasit

■ CHECK-UP

- ☐ Nennen Sie zu den verschiedenen Übertragungswegen jeweils einen bakteriellen und einen viralen Infektionserreger.
- ☐ Zählen Sie mindestens drei parasitäre Erkrankungen auf und erläutern Sie, wie es zur Übertragung der Erreger kommt.

Intrauterin übertragbare Infektionen

T: Toxoplasmose
O (Others): Lues, Listeriose, Varizellen, Parvovirus B19
R: Röteln
C: Zytomegalievirus
H: Herpes simplex

■ Konnatale Toxoplasmose

Durch eine Primärinfektion in der Schwangerschaft (rohes Fleisch, Kontakt mit Katzen) kann es zur konnatalen Toxoplasmose kommen (Vorsicht: Infektionen beim immunkompetenten Erwachsenen sind normalerweise asymptomatisch!). Das Risiko einer perinatalen Übertragung nimmt mit Dauer der Schwangerschaft zu, das Risiko einer symptomatischen Infektion jedoch ab. Bei einer Infektion bereits vor der Gravidität, ist der Fetus in der Regel durch die Immunität einer immunkompetenten Mutter vor einer Infektion geschützt.
- Symptome:
  - 1. Trimenon: Abort
  - 2./3. Trimenon: Trias aus Hydrozephalus, intrazerebralen Verkalkungen und Chorioretinitis
- Diagnostik:
  - Nachweis einer frischen Infektion bei der Mutter
  - Fruchtwasser: PCR
  - Intrauterine Sonografie

- Therapie:
  - Interruptio bei sicherem Nachweis erwägen
  - Bis zum Ende der 15. SSW: Spiramycin
  - Ab 16. SSW: Pyrimethamin + Sulfadiazin + Folinsäure
  - Neugeborenes: Pyrimethamin + Sulfadiazin + Folinsäure (für 6–12 Monate)

■ Konnatale Lues

Eine floride, unbehandelte Syphilis der Mutter kann insbesondere ab der 18. SSW zur Lues connata führen.
- Symptome:
  - Lues connata praecox (Symptome des Neugeborenen bis zum 2. Lebensjahr): Koryza (blutiger Schnupfen), greisenhafte Haut, syphilitisches Pemphigoid (Blasen an Palmae und Plantae)
  - Lues connata tarda (Symptome im Jugendalter):
    - **Hutchinson-Trias:** Innenohrschwerhörigkeit, Tonnenzähne, Keratitis
    - Stigmata: u. a. Tabes dorsalis, Parrot-Furchen, Sattelnase
- Diagnostik: Nachweis einer Infektion bei der Mutter
- Therapie: Penicillin

■ Konnatale Röteln

Das Risiko für konnatale Röteln ist besonders hoch bei einer mütterlichen Infektion bis zur

2 Humanpathogene Infektionserreger

17. SSW, im 1. Trimenon kommt es nahezu immer zur Übertragung des Virus. Durch eine Impfung vor der Schwangerschaft kann dieser Erkrankung effektiv vorgebeugt werden (Titerkontrolle!).
- Symptome:
  - 1. Trimenon: Rötelnembryopathie
    - Abort oder
    - **Gregg-Trias:** Innenohrschwerhörigkeit, Katarakt, Herzfehler
  - 2./3. Trimenon: Rötelnfetopathie
    - Hepatitis, Splenomegalie
- Diagnostik:
  - Nachweis einer frischen Infektion bei der Mutter
  - Fetales Blut, Fruchtwasser oder Amnionzottenbiopsie: PCR, IgM-Nachweis
- Therapie: Interruptio erwägen bei Infektion bis zur 12. SSW

■ Konnatale CMV-Infektion

Das Risiko einer Übertragung von CMV auf das Ungeborene beträgt bei einer Primärinfektion der Schwangeren etwa 50 %. Nur 5–10 % aller Infizierten entwickeln Symptome, davon überleben 90 %; allerdings entwickeln davon auch 90 % Spätfolgen.
- Symptome:
  - Periventrikuläre Verkalkungen, Hydrozephalus, Mikrozephalus, Chorioretinitis, Hepatosplenomegalie
  - Spätfolgen: Hör- und Sehschäden, geistige Retardierung
- Diagnostik:
  - Nachweis einer frischen Infektion bei der Mutter
  - Intrauterine Sonografie
- Therapie: Ganciclovir kann erwogen werden.

Durch eine **Primärinfektion der Mutter mit HSV-2** kann es zur Übertragung des Virus während der Geburt kommen. Die Folge ist ein **Herpes neonatorum** (generalisierte Herpesinfektion mit Ekzema herpeticum):
- Therapie: Aciclovir vor der Geburt und Kaiserschnittentbindung

Kommt es während der Schwangerschaft im 1. oder 2. Trimenon zu einer **Primärinfektion mit VZV (Windpocken)** so kann es zum **kongenitalen Varizellensyndrom** (Extremitätenhypoplasien, Chorioretinitis, Katarakt) kommen. Bei einer Primärinfektion um den Geburtstermin (5 Tage vor bis 2 Tage nach Entbindung) können die gefürchteten **neonatalen Varizellen** (hämorrhagisches Exanthem, Pneumonie, Letalität 30 %) auftreten.
- Therapie: Gabe von Varizellen-Immunglobulin innerhalb von 96 h nach Exposition

■ CHECK-UP

- ☐ Was wissen Sie zur Gregg-Trias? Was wissen Sie zur Hutchinson-Trias?
- ☐ Welche beiden intrauterin übertragbaren Infektionen können zu Hydrozephalus und intrazerebralen Verkalkungen führen?

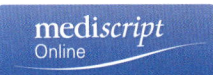

Und jetzt üben mit den wichtigsten IMPP-Fragen:
http://www.mediscript-online.de/Fragen/Vesenbeckh_Kap02
(Anleitung zum Einloggen s. Buchdeckel-Innenseite).

3 Bakteriologie

- Allgemeines 11
- Einteilung 12
- Diagnostik 17

 ## Allgemeines

■ Virulenzfaktoren

Humanpathogene Bakterien schaden dem Menschen über verschiedene Mechanismen:
- **Zytopathogenität:** Eine Zelle wird direkt geschädigt (abgetötet), z. B. durch das intrazelluläre Wachstum von Chlamydien oder Rickettsien.
- **Endotoxine:** Das Lipoid A ist Bestandteil des Lipopolysaccharids der äußeren Membran aller gramnegativen Bakterien. Beim Absterben gramnegativer Bakterien wird es freigesetzt und stimuliert die Bildung und Sekretion von Zytokinen.
- **Exotoxine** (werden von lebenden Bakterien sezerniert):
  - AB-Toxine: bestehen aus den beiden Komponenten A (toxische Wirkung) und B (Bindung an Rezeptoren); Beispiele: Diphtherie, Tetanus, Cholera
  - Neurotoxine: entfalten ihre toxische Wirkung auf Nervenzellen; Beispiele: Tetanus, Botulismus
  - Enterotoxine: entfalten ihre toxische Wirkung auf Enterozyten des Darms; Beispiel: Cholera
  - Membrantoxine: lagern sich als Poren in die Membran oder zerstören diese enzymatisch als Phospholipasen; Beispiele: Alphatoxin des Clostridium perfringens, Listeriolysin von Listeria monocytogenes
  - Exogene Superantigene: z. B. Toxic-Shock-Syndrome-Toxin-1 mit massiver Stimulation der Zytokinproduktion durch Staphylococcus aureus
- **Adhäsine** ermöglichen das Anhaften von Bakterien an Zielzellen
- **Kapsel,** z. B. Pneumokokken
- **Leukozidine:** schädigen Phagozyten (Staphylococcus aureus)
- **Exfoliatine:** verursachen intraepidermale Blasen (Staphylococcus aureus)
- **Protein A:** bindet Antikörper; z. B. Staphylococcus aureus

- **Invasionsfaktoren:**
  - Streptokinase
  - Hyaluronidase
  - Lipase
  - Geißeln

> Wenn Exotoxine den Hauptvirulenzmechanismus eines Bakteriums darstellen, so kann eine antibiotische Therapie häufig nicht viel ausrichten. Dies trifft für Botulismus, Cholera, Diphtherie und Tetanus zu.

■ Resistenzmechanismen

Bakterien können eine natürliche Resistenz mit **primärer Wirkungslücke** bei bestimmten Substanzen aufweisen:
- Cephalosporine unwirksam bei Enterokokken
- Ampicilline unwirksam bei Pseudomonas aeruginosa
- Aminoglykoside unwirksam bei Bacteroides

Durch Spontanmutationen können weitere Resistenzen auftreten, die durch eine Antibiotikagabe weiter selektioniert werden können. Man spricht von **primärer Resistenz,** wenn zuvor kein Antibiotikum verabreicht wurde, von **sekundärer Resistenz,** wenn sich die Resistenz unter antibiotischer Therapie entwickelt. Eine Reihe von Mechanismen können einer Antibiotikaresistenz zugrunde liegen:
- Mutationen verändern den Angriffsort eines Antibiotikums (Veränderung im Penicillin-bindenden Protein PBP führt zur Resistenz gegenüber allen Betalaktamase-Antibiotika).
- Betalaktamasen spalten den Betalaktamring enzymatisch und führen so zur Inaktivierung von Penicillinen und/oder Cephalosporinen.
- Die veränderte Durchlässigkeit der Porine kann das Eindringen von Antibiotika in die Bakterienzelle erschweren.

3 Bakteriologie

- Effluxpumpen erlauben manchen Bakterien den aktiven Transport von Antibiotika aus der Zelle heraus.
- Durch Biofilmbildung können Antibiotika nicht zu den Bakterien vordringen.
- Bypass: Alternative Stoffwechselwege können die Antibiotikawirkung umgehen (Folsäure-Antagonisten).

■ CHECK-UP
- ☐ Nennen Sie 5 verschiedene Virulenzfaktoren humanpathogener Bakterien und geben Sie jeweils ein Beispiel.
- ☐ Was ist der Unterschied zwischen primärer und sekundärer Resistenz?
- ☐ Welche ursächlichen Mechanismen für Antibiotikaresistenz kennen Sie?

Einteilung

■ Bakterienstruktur und Wachstum

Bakterien können anhand ihrer Form und Struktur sehr einfach in folgende Gruppen unterteilt werden (→ Abb. 3.1):
Kokken:
- Haufenkokken (Staphylokokken)
- Diplokokken (Meningokokken, Gonokokken)
- Kettenkokken (Streptokokken)
- Bekapselte Kokken (Pneumokokken)

Stäbchen:
- Gerade (Kolibakterien)
- Gekrümmt (Vibrionen)
- Keulenförmig (Korynebakterien)
- Begeißelt (Vibrionen, Pseudomonaden)
- Schraubenförmig (Spirochäten)

Durch kulturelle Anzucht auf verschiedenen Nährmedien können folgende Gruppen differenziert werden:
- Aerobe Bakterien
- Mikroaerophile Bakterien
- Anaerobe Bakterien
- Fakultativ anaerobe Bakterien

■ Gramfärbung

Durch färberische Methoden lassen sich die Bakterien weiter charakterisieren. Eine gängige und sehr einfache Methode ist die Gramfärbung (→ Abb. 3.2).
Die zu färbenden Präparate werden bei der Gramfärbung zunächst mit **Gentianviolett** gefärbt, dann durch Alkohol entfärbt und in einem zweiten Schritt mit **Carbolfuchsin** gegengefärbt. Grampositive Bakterien verfügen über eine dicke Mureinschicht, aus der der Alkohol das Gentianviolett nicht herauslösen kann (die Bakterien erscheinen blau). Gramnegative Bakterien haben nur eine dünne Mureinschicht, sodass sie durch Alkohol entfärbt werden können und durch Carbolfuchsin eine rote Färbung annehmen können:
- Grampositiv (blau)
- Gramnegativ (rot)

■ Umweltresistenz

Manche Bakterien besitzen Mechanismen zur Erhöhung der Umweltresistenz: Durch die Bil-

Typische Bakterienformen

Kokken Haufenkokken Diplokokken Kettenkokken

stäbchenförmige Bakterien   mit Kapsel   oder Geißeln   spiralförmige Bakterien

Abb. 3.1 Strukturen ausgewählter Bakterien

dung dickwandiger Sporen können manche Bakterien auch ohne Nährstoffe lange Zeit in der Umwelt überleben. Sie weisen eine hohe Resistenz gegenüber chemischen und physikalischen Umweltnoxen auf. Dies hat z. B. bei der Hitzesterilisation große Bedeutung.

Durch die Bildung eines Biofilms können sich manche Bakterien der Körperabwehr entziehen: Die Bakterien produzieren dabei eine Polymermatrix, in der sie, von Immunzellen und Antikörpern abgeschottet, eingebettet sind. Auch Antibiotika können einen solchen Biofilm nur schwer durchdringen. Dieses Phänomen spielt bei der Entstehung von Fremdkörper-assoziierten Infektionen und der Endokarditis eine große Rolle. Die einzigen humanpathogenen **sporenbildenden Bakterien** sind:

- Bacillus anthracis
- Clostridum spp.

Biofilmbildende Bakterien sind z. B.:
- Staphylokokken
- Orale (Viridans-)Streptokokken

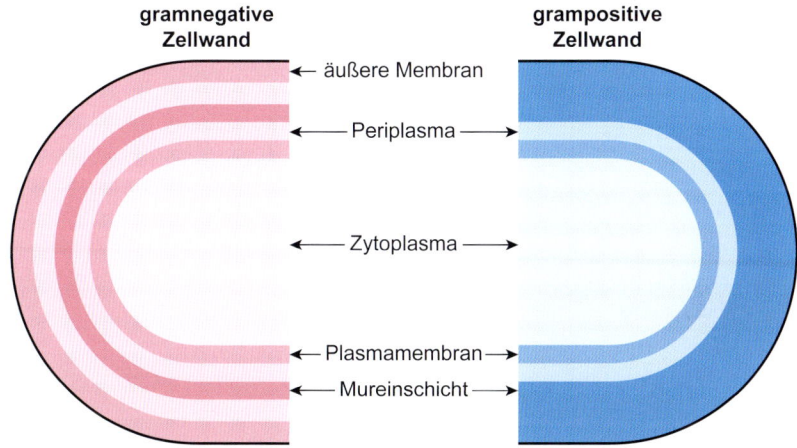

Abb. 3.2 Gramfärbung

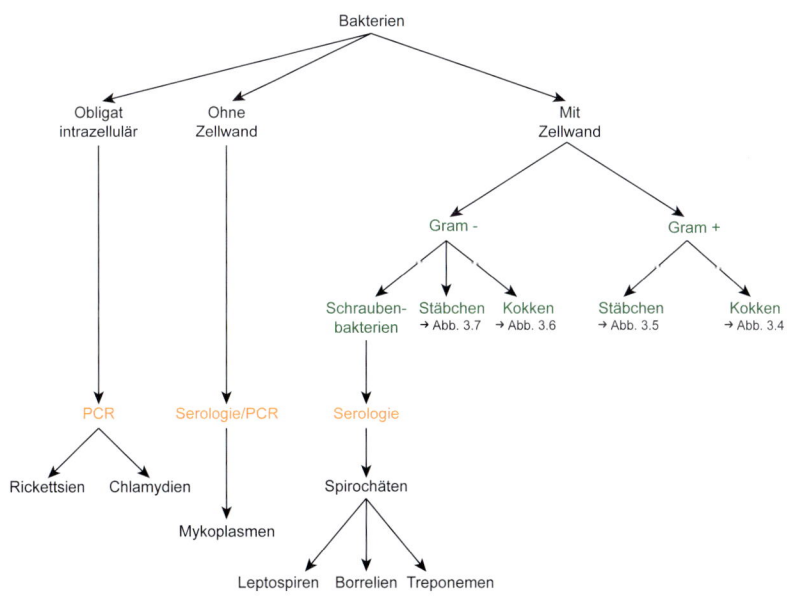

Abb. 3.3 Übersicht: Systematische Einteilung der humanpathogenen Bakterien

3 Bakteriologie

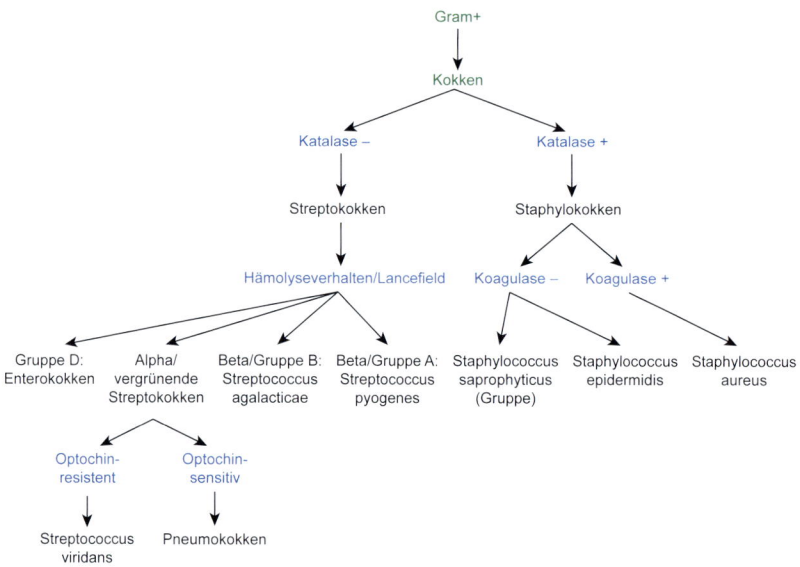

Abb. 3.4 Grampositive Kokken

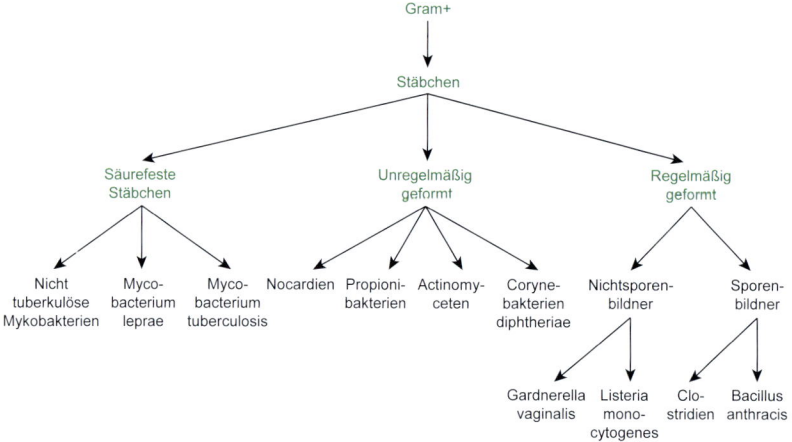

Abb. 3.5 Grampositive Stäbchen

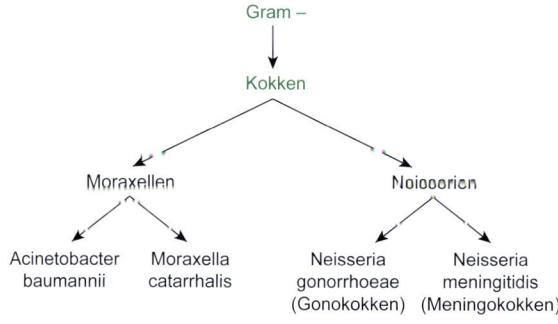

Abb. 3.6 Gramnegative Kokken

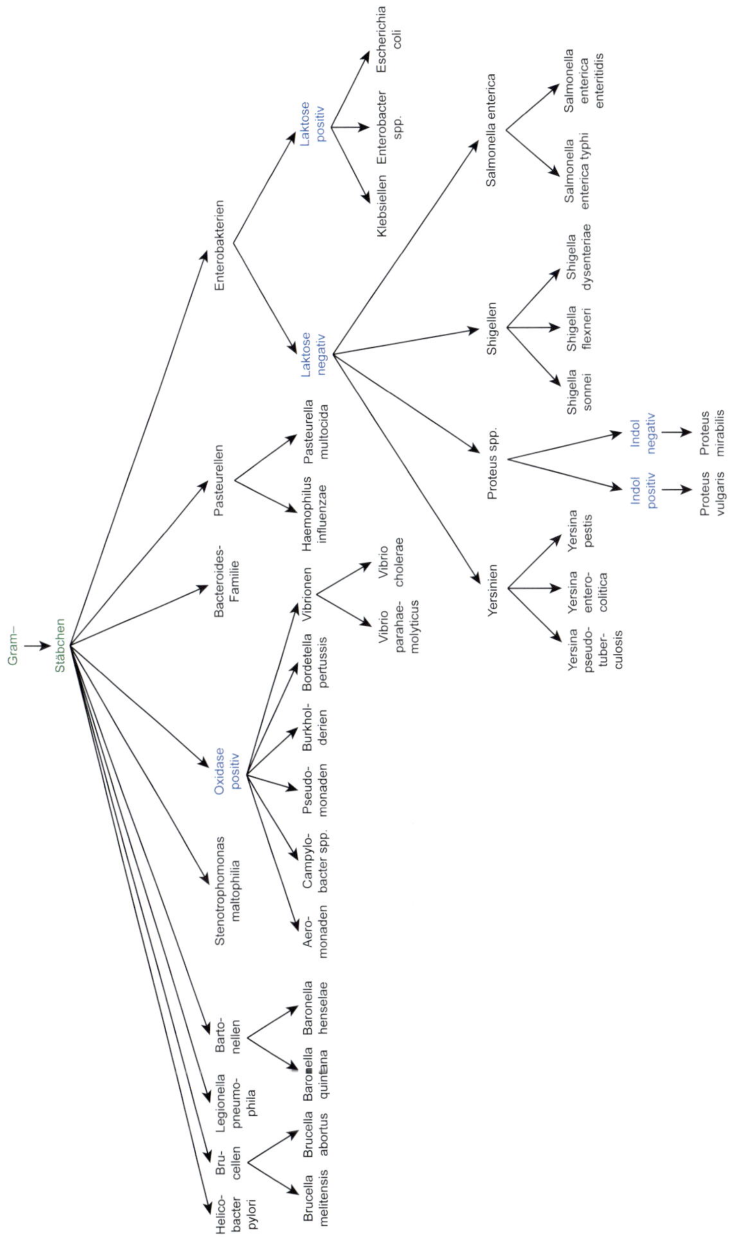

Abb. 3.7 Gramnegative Stäbchen

Einen Überblick über die systematische Einteilung der humanpathogenen Bakterien liefern ➔ Abb. 3.3, ➔ Abb. 3.4, ➔ Abb. 3.5, ➔ Abb. 3.6 und ➔ Abb. 3.7.

Einen Überblick über eine Auswahl bakterieller Erreger und typische Erkrankungen, die sie auslösen, gibt ➔ Tab. 3.1.

3 Bakteriologie

Tab. 3.1 Bakterien und typische Erkrankungen, die sie auslösen (Beispiele)

Grampositive Kokken	Staphylococcus aureus	Abszesse, Furunkel, Impetigo contagiosa
	Staphylococcus epidermidis	Fremdkörperassoziierte Infektionen
	Staphylococcus saprophyticus	„Honeymoon"-Zystitis
	Streptococcus pyogenes	Angina, Scharlach
	Streptococcus pneumoniae	Pneumonie, Meningitis, Otitis media
	Enterococcus spp.	Endokarditis
Grampositive Stäbchen	Bacillus anthracis	Milzbrand (Anthrax)
	Clostridium perfringens Clostridium tetani Clostridium botulinum	Gasbrand Wundstarrkrampf (Tetanus) Nahrungsmittelintoxikation (Botulismus)
	Clostridium difficile	Pseudomembranöse Enterokolitis
	Listeria monocytogenes	Meningitis, Sepsis
	Gardnerella vaginalis	Bakterielle Vaginose
	Corynebacterium diphtheriae	Diphtherie
	Mycobacterium tuberculosis Mycobacterium leprae Nicht tuberkulöse Mykobakterien	Tuberkulose Lepra Atypische Mykobakteriose
Gramnegative Kokken	Neisseria gonorrhoeae Neisseria meningitidis	Gonorrhö Meningitis, Sepsis
	Moraxella catarrhalis	Sinusitis, Otitis media
	Acinetobacter baumannii	Nosokomiale Infektionen
Gramnegative Stäbchen	Escherichia coli	Reisediarrhö, HUS, Harnwegsinfekt
	Enterobacter spp.	Nosokomiale Infektionen
	Klebsiella spp.	Nosokomiale Infektionen
	Proteus spp.	Nosokomiale Infektionen
	Salmonella enterica enteritidis Salmonella enterica typhi	Salmonellose Typhus
	Shigella spp.	Shigellenruhr
	Yersinia pestis Yersinia enterocolitica Yersinia pseudotuberculosis	Lungenpest, Beulenpest Pseudoappendizitis, Gastroenteritis Pseudoappendizitis, Gastroenteritis
	Haemophilus influenzae	Meningitis, Infektion der Atemwege
	Vibrio cholerae	Cholera
	Bordetella pertussis	Keuchhusten (Pertussis)
	Pseudomonas aeruginosa	Nosokomiale Infektionen
	Campylobacter spp.	Gastroenteritis
	Bartonella henselae Bartonella quintana	Katzenkratzkrankheit Fünftagefieber
	Brucella abortus	Brucellose
	Helicobacter pylori	Gastritis Typ B
	Treponema pallidum	Syphilis (Lues)
	Borrelia spp.	Borreliose
	Leptospira interrogans	Leptospirose

Tab. 3.1 Bakterien und typische Erkrankungen, die sie auslösen (Beispiele) (Forts.)

Zellwandlose	Mykoplasma pneumoniae	Pneumonie
Obligat intrazellulär	Chlamydia trachomatis	Trachom, Lymphogranuloma inguinale
	Chlamydia psittaci	Psittakose (= Ornithose)
	Chlamydia pneumoniae	Infektionen der Atemwege
	Rickettsia spp.	Fleckfieber, Zeckenbissfieber
	Coxiella burnetii	Q-Fieber (Pneumonie)

■ CHECK-UP

- ☐ Nennen Sie je ein humanpathogenes Bakterium der folgenden Charakteristika:
  - Grampositive Kokken
  - Gramnegative Kokken
  - Grampositive Stäbchen
  - Gramnegative Stäbchen
- ☐ Welche Bakterien gelten als obligat intrazellulär? Welche Bakterien zählen zu den Spirochäten?
- ☐ Erläutern Sie die Gramfärbung.

Diagnostik

Für eine möglichst zielführende Diagnostik sind klinische Angaben zum Krankheitsverlauf, zur verabreichten medikamentösen Therapie, zur Reiseanamnese und natürlich zum Ort der Materialentnahme äußerst wichtig. Je mehr Informationen der Mikrobiologe erhält, desto einfacher ist die Eingrenzung des Erregerspektrums.

Materialentnahme und Transport zum Labor
- Kontaminationen werden durch sorgfältige Desinfektion vermieden.
- Die Materialentnahme erfolgt vor Beginn einer antibiotischen Therapie.
- Wenn das Material unter laufender Antibiose entnommen wird, sollten die verwandten Antibiotika dem Labor genannt werden.
- Manche Erreger erfordern spezielle Transportmedien, z. B. Anaerobier.
- Der Transport zum Labor erfolgt schnell und in sterilen Gefäßen.
- Anspruchslose Erreger könnten sich bereits auf dem Weg zum Labor vermehren, sodass in diesem Fall ein gekühlter Transport empfohlen wird (Sputum, Urin). Empfindliche Erreger sollten bei Raumtemperatur transportiert werden (Blut, Liquor).

■ Standardmethoden zur Differenzierung von Bakterien

- Wachstum in Kultur: Die vom Kliniker eingesandten Materialien werden aufbereitet, auf verschiedene Nährmedien aufgebracht und bebrütet. Manche Bakterien benötigen Spezialmedien zur Anzucht. Listerien und Yersinien z. B. benötigen für ein ideales Wachstum kühlere Termperaturen (4–7 °C). Eine Bakterienkultur ist die Voraussetzung für eine phänotypische Resistenztestung (Antibiogramm).
- Mikroskopie: Nach einer Gramfärbung lassen sich auf sehr einfache Weise entweder am Nativpräparat oder nach kultureller Anzucht grampositive von gramnegativen Bakterien und Kokken von Stäbchen unterscheiden. Auch weitere Merkmale wie eine Begeißelung oder Beweglichkeit der Bakterien können diagnostische Hinweise liefern. Durch Spezialfärbungen lassen sich zudem säurefeste Stäbchen als Erreger der Tuberkulose (Ziehl-Neelsen-Färbung) identifizieren.
- Biochemie: Durch biochemische Methoden (Bunte Reihe) kann man z. B. grampositive Kokken weiter in Staphylokokken (Katalase positiv) und Streptokokken (Katalase negativ) unterteilen. Staphyloccus aureus lässt sich von Koagulase-negativen Staphylokokken abgrenzen, und der Einsatz von Optochin erlaubt die Unterscheidung von optochinsensitiven (Pneumokokken) und optochinresis-

3 Bakteriologie

tenten (Streptococcus viridans) Alphastreptokokken.
- Serologie zum Nachweis spezifischer Antikörper (IgA, IgM, IgG)
- PCR: Auch in der Bakteriologie nehmen molekulargenetische Methoden einen zunehmenden Stellenwert ein. Manche Erreger werden sogar primär mit PCR nachgewiesen (Chlamydien, Rickettsien und Mykoplasmen).
- Massenspektrometrie (Matrix-Assisted Laser Desorption/Ionisation-Time-Of-Flight, MALDI-TOF): erlaubt die schnelle Charakaterisierung von speziesspezifischen Proteinprofilen.

■ CHECK-UP

☐ Welche Methoden zur Differenzierung von Bakterien kennen Sie?
☐ Zum Nachweis welcher Erreger würden Sie primär eine PCR anfordern?

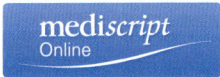

Und jetzt üben mit den wichtigsten IMPP-Fragen:
http://www.mediscript-online.de/Fragen/Vesenbeckh_Kap03
(Anleitung zum Einloggen s. Buchdeckel-Innenseite).

4 Virologie

- Allgemeines 19
- Einteilung 21
- Diagnostik 23
- Therapie 23

 Allgemeines

Ein Viruspartikel (= Virion) besteht aus Nukleinsäure (DNS oder RNS), die von einem Nukleokapsid aus viralen Proteinen umgeben ist. Die meisten Viren sind zusätzlich von einer Hülle aus überwiegend Wirtszellbestandteilen umgeben. Einen Größenvergleich ausgewählter Viren zeigt → Abb. 4.1. Da das Auflösungsvermögen eines Lichtmikroskopes bei ca. 300 nm liegt, können Viren nur mit dem Elektronenmikroskop direkt sichtbar gemacht werden.

Viren sind keine eigenständigen „Lebewesen", da sie zu ihrer Vermehrung auf die Wirtszelle angewiesen sind. In → Abb. 4.2 ist die Replikation eines Virus dargestellt.

Jedes Virus kann nur ausgewählte Zellen befallen und als Eintrittspforte in den Körper benutzen. Ausschlaggebend ist das Vorhandensein eines Oberflächenrezeptors, an den sich das Virus binden kann.

Bekannte Beispiele sind die Anlagerung des HI-Virus an den CD4-Rezeptor von T-Helferzellen oder des Influenzavirus an Sialinsäurereste respiratorischer Zellen. Nach dem Andocken des Virus an die Wirtszelle kommt es zum Einschleusen durch Endozytose (nackte Viren) oder über eine Fusion des viralen Hüllproteins mit der Zellmembran (umhüllte Viren). Den Prozess der Freisetzung des Virusgenoms im Zytoplasma nennt man **Uncoating.** Der Ort der Replikation des Virusgenoms ist das Zytoplasma oder der Zellkern, abhängig vom Virus. Über den zellulären Translationsapparat werden jetzt auch viruseigene Proteine gebildet und zusammengesetzt (Nukleokapsid). Umhüllte Viren erhalten ihre Hülle in einem als **Knospung** bezeichneten Prozess (hier an der Plasmamembran der Wirtszelle) und werden als infektiöse Viruspartikel freigesetzt.

> Die Spezifität eines Virus für bestimmte Zellen nennt man **Zelltropismus.**

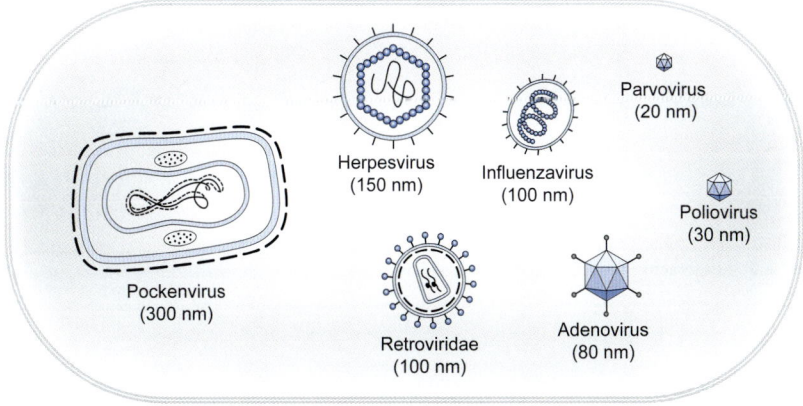

Abb. 4.1 Größenvergleich unterschiedlicher Viren (schematisch)

4 Virologie

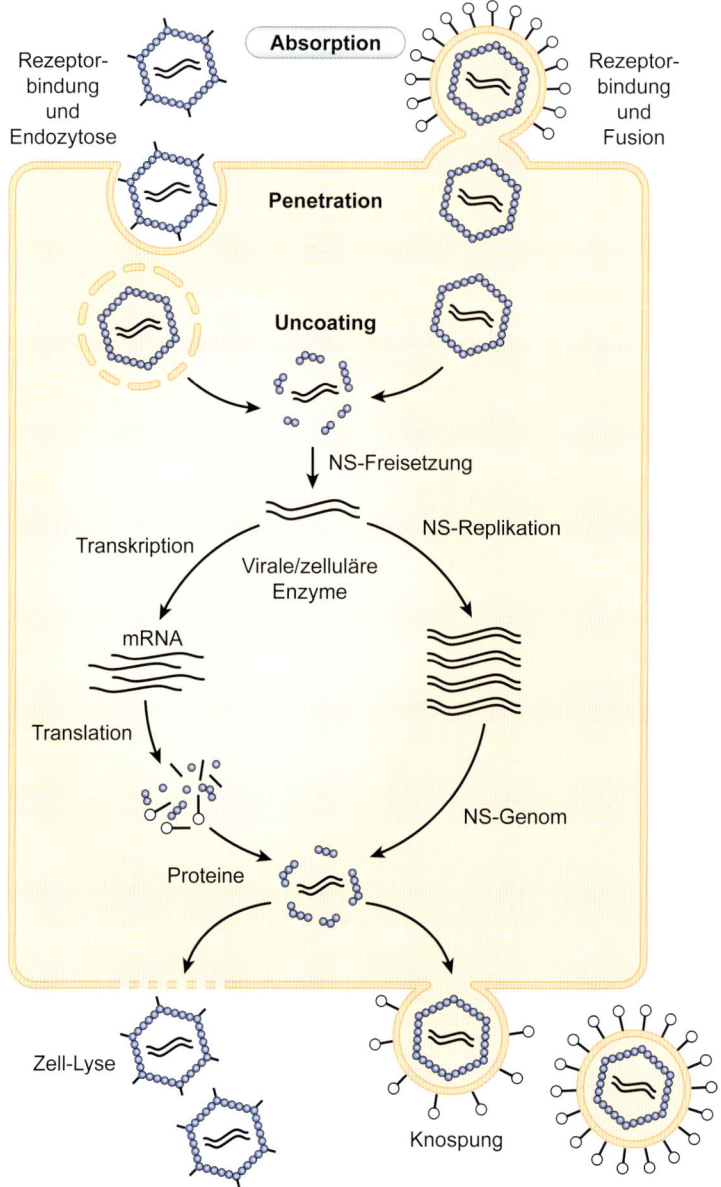

Abb. 4.2 Vereinfachte Darstellung des Virusvermehrungszyklus in der Wirtszelle

■ CHECK-UP

- ☐ Was versteht man unter Zelltropismus?
- ☐ Beschreiben Sie den Vermehrungszyklus eines Virus in der Wirtszelle.

Einteilung

Viren können nach verschiedensten Kriterien eingeteilt werden (→ Tab. 4.1):
- Größe des Virions: reicht von ca. 20 nm (Parvovirus) bis zu ca. 300 nm (Poxvirus)
- Art und Struktur der Erbinformation:
  - Entweder DNS oder RNS
  - Jeweils als Doppelstrang (ds) oder Einzelstrang (ss) vorliegend
  - Segmentiert oder nicht segmentiert
- Hülle: umhüllt oder nackt
- Struktur der Kapside: helikal, kubisch oder komplex
- Ort der Vermehrung (Zellkern oder Zytoplasma der Wirtszelle) und Ort der Umhüllung (Kernmembran, Endoplasmatisches Retikulum, Golgi-Apparat oder Plasmamembran)

Umhüllte Viren wie das HI-Virus sind anfälliger gegenüber Umwelteinflüssen (z. B. Austrocknung, Hitze, Desinfektionsmittel) und daher labiler als „nackte" Viren (z. B. Norovirus). Auch die Struktur der Erbinformation hat Einfluss auf die genetische Stabilität eines Virus (DNS-Viren sind stabiler als RNS-Viren).
Ein segmentiertes Genom wie beim Influenzavirus verleiht dem Virus eine hohe genetische Variabilität, da einzelne Virussegmente leicht zwischen den Viren ausgetauscht werden können (Antigen-Shift).

Tab. 4.1 Einteilung humanpathogener Viren nach Art des Genoms (DNS, RNS)

DNS			
Virusfamilie		Virusspezies (Auswahl)	Erkrankungen (Beispiel)
Hepadnaviridae	H[1]	Hepatitis-B-Virus (HBV)	Hepatitis B
Herpesviridae	H	Humane Herpesviren (HHV) 1–8	→ Tab. 4.2
Poxviridae	H	Variolavirus	Pocken
	H	Molluscum-contagiosum-Virus	Dellwarzen
Adenoviridae	H	Humane Adenoviren	u. a. epidemische Keratokonjunktivitis
Papillomaviridae	H	Humane Papillomaviren (HPV)	Kondylome, Zervixkarzinom
Polyomaviridae		BK-Virus[2]	Nephropathie, hämorrhagische Zystitis
		JC-Virus[2]	Progressive multifokale Leukenzephalopathie (PML)
Parvoviridae		Parvovirus B19	Ringelröteln
RNS			
Virusfamilie		Virusspezies (Auswahl)	Erkrankungen
Arenaviridae	H	Lassavirus	Hämorrhagisches Fieber
Bunyaviridae	H	Hantavirus spp.	Hämorrhagisches Fieber, Nephropathia epidemica
	H	Krim-Kongo-Fieber-Virus (CCHF)	Hämorrhagisches Fieber
	H	Rift-Valley-Fieber-Virus	Grippeartig oder hämorrhagisches Fieber
Coronaviridae	H	Humane Coronaviren	SARS
Filoviridae	H	Ebolavirus	Hämorrhagisches Fieber
	H	Marburgvirus	Hämorrhagisches Fieber
Flaviviridae	H	Denguevirus	Dengue
	H	FSME-Virus	FSME
	H	Gelbfiebervirus	Gelbfieber
	H	Japanische-Enzephalitis-Virus	Japanische Enzephalitis
	H	West-Nile-Virus	West-Nile Fieber
	H	Hepatitis-C-Virus (HCV)	Hepatitis C
Orthomyxoviridae	H	Influenzavirus A, B, C	Influenza (Grippe)
Paramyxoviridae	H	Masernvirus	Masern
	H	Mumpsvirus	Mumps
	H	Respiratory Syncytial Virus (RSV)	Atemwegsinfektionen

4 Virologie

Tab. 4.1 Einteilung humanpathogener Viren nach Art des Genoms (DNS, RNS) (Forts.)

RNS		
Virusfamilie	Virusspezies (Auswahl)	Erkrankungen
Retroviridae H	HIV-1/2	HIV/AIDS
Rhabdoviridae H	Rabiesvirus	Tollwut
Togaviridae H	Rötelnvirus	Röteln
Caliciviridae	Norovirus	Brechdurchfall
Hepeviridae	Hepatitis-E-Virus (HEV)	Hepatitis E
Picornaviridae	Coxsackie-Virus A	Herpangina, Hand-Fuß-Mund-Krankheit, Sommergrippe
	Coxsackie-Virus B	Pleurodynie, Myokarditis, Sommergrippe
	Enterovirus	u. a. Meningoenzephalitis
	Poliovirus	Poliomyelitis
	Rhinovirus	Erkältung
	Hepatitis-A-Virus (HAV)	Hepatitis A
Reoviridae	Humane Rotaviren	Gastroenteritis

[1] umhüllte Viren
[2] JC- und BK-Virusinfektionen verlaufen meist asymptomatisch. Unter anhaltender Immunsuppression (HIV, Immunsuppressivatherapie) kann es zu schweren symptomatischen Reaktivierungen kommen.

Tab. 4.2 Humane Herpesviren

Virusfamilie	Genus (Gattung)	Spezies (Art)	Erkrankung
Herpesviridae	Alphaherpesvirinae	HHV-1 (HSV-1) Herpes-simplex-Virus-1	Herpes labialis
		HHV-2 (HSV-2) Herpes-simplex-Virus-2	Herpes genitalis
		HHV-3 (VZV) Varizella-Zoster-Virus	Windpocken, Herpes zoster
	Betaherpesvirinae	HHV-5 (CMV) Zytomegalievirus	Immungesunde: asymptomatisch oder mononukleoseähnlich Immunsupprimierte: Pneumonie, Retinitis
		HHV-6 HHV-7	Exanthema subitum (Dreitagefieber)
	Gammaherpesvirinae	HHV-4 (EBV) Epstein-Barr-Virus	Infektiöse Mononukleose (Kissing Disease)
		HHV-8	Kaposi-Sarkom

CMV-Infektionen verlaufen bei Immungesunden fast immer asymptomatisch. Treten Symptome auf, so kann es zu einem mononukleoseähnlichen Verlauf kommen (Fieber, Kopf- und Gliederschmerzen, Lymphknotenschwellungen). In seltenen Fällen werden eine Hepatomegalie und Hepatitis beobachtet. Unter Immunsuppression kann die CMV-Infektion lebensbedrohlich sein (Pneumonie, Enterokolitis, Enzephalitis). Eine CMV-Retinitis kann zur Erblindung führen. Transplantationspatienten müssen daher engmaschig überwacht werden. Eine spezifische Therapie mit Ganciclovir (alternativ: Valganciclovir, Foscarnet, Cidofovir) ist nur in äußerst schweren Fällen indiziert.

■ CHECK-UP

☐ Beschreiben Sie die Klassifikation der Herpesviren.
☐ Nach welchen Gesichtspunkten kann man Viren einteilen?

Diagnostik

Die Virusdiagnostik beruht auf folgenden Bausteinen:

Direkter Nachweis einer Virusinfektion
- Kulturelle Anzucht mit Virusisolierung: Viren zeigen in der Anzucht auf Zellkulturrasen einen typischen zytopathischen Effekt; dient auch der Differenzierung verschiedener Virusstämme und der phänotypischen Resistenztestung
- Serologie: Nachweis spezifischer Virusantigene: Immunfluoreszenztest oder ELISA (z. B. HB_s-Antigen bei Hepatitis B, CMV-Antigen)
- PCR zum Nachweis viraler Nukleinsäuren: erlaubt den qualitativen und quantitativen Nachweis eines Virusgenoms (z. B. Viruslastbestimmung bei HIV, HBV, HCV)
- Elektronenmikroskopie: keine Routinediagnostik, erlaubt bisher unbekannte Viren als Krankheitsauslöser zu identifizieren

Indirekter Nachweis einer Virusinfektion
- Serologie: Nachweis spezifischer Virusantikörper im Serum durch ELISA (z. B. Masern-Antikörper, VZV-Antikörper). Dabei spricht der Nachweis von IgM i. d. R. für eine frische Infektion, der Nachweis von IgG für eine zurückliegende Infektion oder Z. n. Impfung. Ein 4-facher IgG-Titeranstieg in einem Rekonvaleszenzserum (ca. 2 Wochen nach der ersten Probe entnommen) gibt ebenfalls einen Hinweis auf eine frische Infektion.
- Neutralisationstest: Sind spezifische Antikörper im Patientenserum vorhanden, so vermögen diese einen zytopathischen Effekt in der Zellkultur zu hemmen (z. B. Enteroviren).
- Hämagglutinationshemmtest, HHT: Manche Viren vermögen Erythrozyten zu agglutinieren. Sind spezifische Antikörper im Patientenserum vorhanden, so bleibt diese Agglutination aus (z. B. Röteln-Titer).

Viren verursachen oft unspezifische Symptome. Deren Nachweis gestaltet sich meist schwieriger als derjenige von Bakterien. Typisch für virale Infektionen ist eine Lymphozytose und im Vergleich zu bakteriellen Infektionen eine nur geringe oder keine CRP-Erhöhung.

CHECK-UP
- ☐ Welche Methoden zum Virusdirektnachweis kennen Sie?
- ☐ Welche indirekten Methoden zum Nachweis einer Virusinfektion kennen Sie? Geben Sie Beispiele.

Therapie

Aciclovir

Aciclovir hemmt als Nukleosidanalogon die virale DNA-Polymerase, es kommt zum Kettenabbruch. Da Aciclovir aber ein Pro-Drug ist, muss es zunächst durch virale Thymidinkinasen in Aciclovir-Monophosphat umgewandelt werden. Nur HHV-1, HHV-2 und HHV-3 besitzen solche Thymidinkinasen. Da Aciclovir nur auf infizierte Zellen wirkt, ist es gut verträglich.
Aciclovir kann folglich zur Therapie der folgenden viralen Erkrankungen zum Einsatz kommen:
- Herpes labialis (HSV-1)
- Herpes genitalis (HSV-2)
- Windpocken (VZV)

Ganciclovir

In Abgrenzung zum Aciclovir kann Ganciclovir von den Thymidinkinasen aller Herpesviren phosphoryliert werden. Am stärksten wirkt es aber gegen CMV.
Wegen seiner starken Nebenwirkungen wird Ganciclovir nur zur Therapie schwerer CMV-Infektionen eingesetzt:
- Lebensbedrohliche CMV-Infektionen
- Augenlichtbedrohende CMV-Infektionen

Interferone

Interferone haben über Bindung an Interferonrezeptoren eine immunmodulierende Wirkung und sind zur Therapie folgender viraler Erkrankungen zugelassen:
- Hepatitis C
- Chronische Hepatitis B

Ribavirin

Ribavirin ist ein Purinanalogon, das durch Kinasen der Wirtszelle phosphoryliert wird. Es hat

4 Virologie

ein relativ breites Wirkspektrum, aber auch eine hohe Toxizität. Es ist folglich nur zur Therapie folgender viraler Erkrankungen zugelassen:
- Chronische Hepatitis C (in Kombination mit Peginterferon)
- Lassafieber
- Schwere RSV-Infektionen

Detaillierte Informationen zu spezifischen antiviralen Therapien finden Sie in den entsprechenden Kapiteln zu folgenden Erkrankungen:
- Influenza (→ Kap. 8)
- Hepatitis (→ Kap. 10)
- HIV/AIDS (→ Kap. 16)

■ CHECK-UP

☐ Welche viralen Infektionen lassen sich mit antiviralen Medikamenten behandeln? Wählen Sie eine Erkrankung und erläutern Sie den Wirkmechanismus einer solchen Therapie.

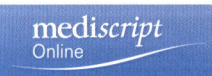

Und jetzt üben mit den wichtigsten IMPP-Fragen:
http://www.mediscript-online.de/Fragen/Vesenbeckh_Kap04
(Anleitung zum Einloggen s. Buchdeckel-Innenseite).

5 Mykologie

- Einteilung 25
- Therapie 26

Einteilung

Eine gängige Einteilung der humanpathogenen Pilze erfolgt nach dem DHS-System (→ Tab. 5.1):
D: Dermatophyten
H: Hefen
S: Schimmelpilze

Tab. 5.1 Einteilung der humanpathogenen Pilze

	Art	Erkrankungen
Dermatophyten	Microsporum spp.	Befall von Haut und Haar: • Tinea corporis • Tinea capitis (Mikrosporie = Abbrechen der Haare)
	Trichophyton spp.	Befall von Haut, Haar und Nagel: • Tinea corporis • Tinea capitis • Tinea unguium (Onychomykose)
	Epidermophyton spp.	Befall von Haut und Nagel: • Tinea pedum et manuum • Tinea unguium (Onychomykose)
Hefen (Sprosspilze)	Candida albicans	Kommen auch beim Gesunden vor, zur Erkrankung kommt es überwiegend bei Immunschwäche: • Windeldermatitis • Candidosis interdigitalis • Mukokutane Kandidose (Mundsoor) • Vaginalmykose • Nagelbefall (Onychomykose) • Systemmykosen
	Cryptococcus neoformans	Immunschwäche: Meningoenzephalitis
	Malassezia furfur	Pityriasis versicolor (Pigmentstörungen)
Schimmelpilze	Aspergillus fumigatus	Immungesunde: • Otitis externa • Aspergillom Immunschwache: • Invasive Aspergillose

■ CHECK-UP

☐ Welcher Pilz ist der Verursacher der Tinea capitis?
☐ Welche Erkrankungen können durch Aspergillus fumigatus hervorgerufen werden?

5 Mykologie

Therapie

In → Tab. 5.2 sind ausgewählte Antimykotika dargestellt.

Tab. 5.2 Ausgewählte Antimykotika und ihr Wirkungsspektrum

Antimykotikum	D	H	S	Anwendung und Besonderheiten
Griseofulvin	+	–	–	Hautmykose: orale Anwendung, wirkt nicht lokal
Allylamin Terbinafin	+	–	–	Hautmykose: orale oder lokale Anwendung
Amphotericin B	–	+	+	Schwere Organmykosen. Sehr wirksam, aber sehr toxisch: **nephro-,** hepato-, neurotoxisch. Für systemische Wirkung i. v. Anwendung, da schlechte Resorption Bessere Verträglichkeit bei lokaler Anwendung, z. B. als Lutschtablette, zur Prophylaxe von oropharyngealen Pilzinfektionen bei Immunsuppression
Nystatin	+	+	–	Lokale Candida-Infektion: nur lokale Anwendung. Sehr gut verträglich
Flucytosin	–	+	+	Systemische Mykosen, häufig in Kombination mit Amphotericin B: oral und i. v. Unerwünschte Wirkungen: Agranulozytose
Azolderivat • Itraconazol • Ketoconazol • Fluconazol	 + + –	 + + +	 + – –	Haut- und Organmykosen; breites Wirkungsspektrum, besser verträglich als andere Antimykotika: **oral** und i. v. Azole **hemmen Cytochrom P450**
Echinocandine Caspofungin	–	+	+	Neue Substanzklasse: invasive Candidiasis und Aspergillose, i. v.-Anwendung

D: Dermatophyten. H: Hefen (Candida, Cryptococcus). S: Schimmelpilze (Aspergillus)
(Mit freundlicher Genehmigung von Frau Dr. med. Claudia Dellas, Göttingen)

■ CHECK-UP

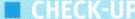

☐ Nennen Sie 3 Antimykotika-Substanzgruppen und Beispielpräparate.

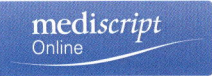

Und jetzt üben mit den wichtigsten IMPP-Fragen:
http://www.mediscript-online.de/Fragen/Vesenbeckh_Kap05
(Anleitung zum Einloggen s. Buchdeckel-Innenseite).

6 Parasitologie

- Protozoen 27
- Helminthen 29
- Diagnostik 31

Parasiten sind „Schmarotzer", die auf Kosten eines Wirts leben. Die humanpathogenen Parasiten können in Protozoen, Helminthen und Arthropoden eingeteilt werden. Darüber hinaus lässt sich eine Zuordnung zu den vornehmlich befallenen Organen vornehmen:

- Blutparasiten: Plasmodien spp., Trypanosoma spp., verschiedene Filarien
- Darmparasiten: Giardia lamblia, Entamoeba histolytica, Enterobius vermicularis, Ascaris lumbricoides
- Ektoparasiten: Milben, Flöhe

Protozoen

Protozoen sind einzellige Mikroorganismen, die anhand ihrer Fortbewegungsart bzw. charakteristischen strukturellen Merkmale in folgende vier Gruppen eingeteilt werden (→ Tab. 6.1):
- Flagellaten (Geißeltierchen)
- Rhizopoden (Wurzeltierchen)
- Ciliaten (Wimperntierchen)
- Sporozoen (Sporentierchen)

Entwicklungsstadien

In → Abb. 6.1 sind die Entwicklungsstadien ausgewählter Protozoen dargestellt.

Trichomonas vaginalis (A) ist durch 4 Geißeln mit einer undulierenden Membran charakterisiert. Das Protozoon wird direkt von Mensch zu Mensch sexuell übertragen. Die Vermehrung findet im Genitaltrakt statt. Ein Zystenstadium scheint nicht zu existieren. In der Umwelt überlebt dieser Parasit nicht lange. Ein Nachweis gelingt mikroskopisch aus warmem Vaginalausfluss (Papanicolaou-Färbung).

Giardia lamblia (B) ist ein Dünndarmparasit. Die Trophozoiten zeichnen sich durch 8 Geißeln und 2 Zellkerne aus, während die Zysten 4 Kerne besitzen. Zu einer Übertragung kommt es

Tab. 6.1 Einteilung der Protozoen

	Erregerart (Auswahl)	Erkrankung	Medikamentöse Therapie
Flagellaten (Geißeltierchen)	Trichomonas vaginalis Giardia lamblia Trypanosoma brucei Trypanosoma cruzi	Trichomoniasis Lamblia intestinalis Schlafkrankheit Chagas	Metronidazol Metronidazol Suramin, Pentamidin, Melarsoprol, Eflornithin Nifurtimox, Benznidazol
	Leishmanien spp.	Kutane Leishmaniose • Orientbeule Viszerale Leishmaniose • Kala-Azar	liposomales Amphotericin B, Miltefosine, Antimon-Präparate
Rhizopoden (Wurzeltierchen)	Entamoeba histolytica	Amöbiasis	Metronidazol
Ciliaten (Wimperntierchen)	Balantidium coli	Balantidiose	Metronidazol
Sporozoen (Sporentierchen)	Toxoplasma gondii	Toxoplasmose	Pyrimethamin, Sulfonamid
	Pneumocystis jirovecii (früher: carinii) Plasmodium spp. Cryptosporidium spp.	Pneumocystis-Pneumonie (PCP) Malaria Cryptosporidiose	Cotrimoxazol, Pentamidin → Ausgewählte Tropenerkrankungen Symptomatische Therapie

6 Parasitologie

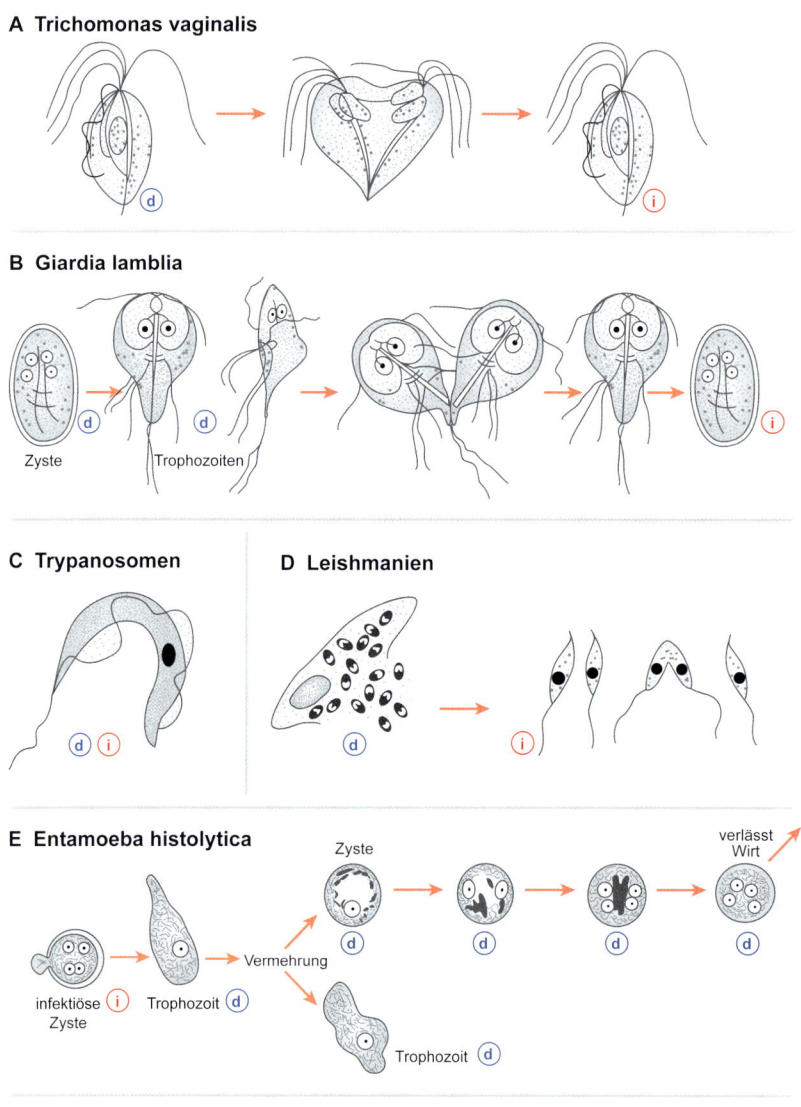

Abb. 6.1 Schematische Darstellung diagnostischer (und infektiöser) Entwicklungsstadien ausgewählter Protozoen (A = Trichomonas vaginalis, B = Giardia lamblia, C = Trypanosomen, D = Leishmanien, E = Entamoeba histolytica)

durch orale Aufnahme infektiöser Zysten indirekt über kontaminiertes Wasser und Speisen oder direkt über kontaminierte Hände. Im Dünndarm gehen aus jeder Zyste 2 Trophozoiten hervor. Sowohl Trophozoiten als auch Zysten werden von einem infizierten Individuum ausgeschieden, aber nur die Zysten sind infektiös (Trophozoiten überleben in der Umwelt nicht lange). Beide Entwicklungsstadien können mikroskopisch aus Stuhl oder Duodenalsaft nachgewiesen werden.

Trypanosomen (C) zeichnen sich durch einen undulierende Membran und eine freie Geißel aus. Sie gehören zu den Hämoflagellaten. Zur Übertragung kommt es über Vektoren (Schlafkrankheit: Tsetsefliegen; Chagas: Raubwanzen). Ein Nachweis kann mikroskopisch aus Blut, Lymphknotenaspirat oder Liquor versucht werden.

Leishmanien (D) sind Protozoen, die über die Sandfliege übertragen werden. In diesem Vektor bilden sich begeißelte, infektiöse Promastigoten, die bei der nächsten Blutmahlzeit auf einen Menschen übertragen werden können. Im Menschen bilden sich Amastigoten, die mikroskopisch aus befallenen Geweben nachgewiesen werden können (Blut, Milz, Leber, Knochenmark).

Entamoeba histolytica (E) ist ein amöboid beweglicher Dickdarmparasit. Zu einer Übertragung kommt es durch orale Aufnahme infektiöser Zysten (4 Kerne) indirekt über kontaminiertes Wasser und Speisen oder direkt über kontaminierte Hände. Im Dünndarm geht aus jeder Zyste ein Trophozoit hervor. Sowohl Trophozoiten als auch Zysten werden von einem infizierten Individuum ausgeschieden, aber nur die Zysten sind infektiös (Trophozoiten überleben in der Umwelt nicht lange und würden auch der Magensäure nicht widerstehen). Über die Blutbahn können Trophozoiten extraintestinale Gewebe erreichen (Leber, Gehirn, Lunge). Sowohl Zysten als auch Trophozoiten können mikroskopisch aus frischem, warmem Stuhl nachgewiesen werden.

■ CHECK-UP

- ☐ Wie kann man die Protozoen einteilen?
- ☐ Können Sie das mikroskopische Erscheinungsbild von Trypanosomen, Leishmanien, Giardia lamblia, Entamoeba histolytica und Trichomonas vaginalis beschreiben?

Helminthen

Die durch Helminthen (Würmer) verursachten Erkrankungen werden in 3 große Gruppen eingeteilt (→ Tab. 6.2):

- Nematoden (Rundwürmer)
- Trematoden (Saugwürmer)
- Cestoden (Bandwürmer)

Tab. 6.2 Einteilung der Helminthen

	Erregerart (Auswahl)	Erkrankung/Befall	Medikamentöse Therapie
Nematoden (Rundwürmer)	Enterobius vermicularis (Madenwurm)	Oxyuriasis	Albendazol, Mebendazol
	Trichuris trichiura (Peitschenwurm)	Trichuriasis	Albendazol, Mebendazol
	Ascaris lumbricoides (Spulwurm)	Askaridose	Albendazol, Mebendazol
	Trichinella spiralis	Trichinellose	Albendazol, Mebendazol
	Hakenwürmer (Ancylostoma duodenale, Necator americanus)	Hakenwurm	Albendazol, Mebendazol
	Filarien • Wucheria boancrofti	Filariosen: Elefantiasis	Albendazol, Diethylcarbamazin (DEC), Ivermectin, Doxycyclin
	• Loa Loa	Loiasis	Ivermectin, Doxycyclin
	• Onchocerca volvulus	Flussblindheit	Ivermectin, Doxycyclin
Trematoden (Saugwürmer)	• Schistosomen spp. (Blutegel, Pärchenegel)	Bilharziose	Praziquantel
	• Fasciola hepatica (Leberegel)	Leberegel	Triclabendazol
	• Fasciolopsis buski (Darmegel)	Darmegel	Praziquantel
	• Paragonimus westermani (Lungenegel)	Paragonimiasis	Praziquantel
Cestoden (Bandwürmer)	• Taenia saginata	Rinderbandwurm	Niclosamid
	• Taenia solium	Schweinebandwurm, Zystizerkose	Niclosamid
	• Diphylobotrium latum	Fischbandwurm	Niclosamid
	• Echinococcus granulosus	Hundebandwurm	Albendazol, Mebendazol
	• Echinococcus multilocularis	Fuchsbandwurm	Albendazol, Mebendazol

6 Parasitologie

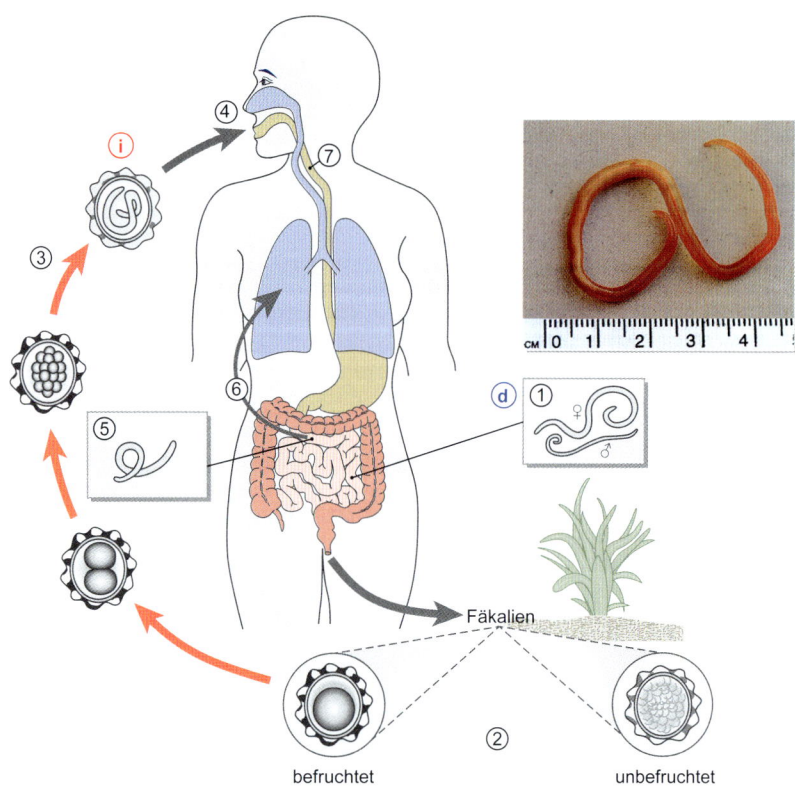

Abb. 6.2 Schematische Darstellung der Entwicklungsstadien von Ascaris lumbricoides

Entwicklungsstadien

Weltweit am häufigsten ist die Askaridose, die durch den Spulwurm (Ascaris lumbricoides) ausgelöst wird und dessen Entwicklungszyklus in → Abb. 6.2 näher erläutert wird.
Ascaris lumbricoides ist der größte Nematode, der den menschlichen Darm befällt. Die adulten Würmer können bis zu 30 cm lang werden und leben im Dünndarm (1). Ein Weibchen ist zur Produktion von 200.000 Eiern pro Tag fähig. Diese Eier werden mit dem Stuhlgang ausgeschieden. Befruchtete Eier sind nach 18 Tagen bis einigen Wochen infektiös, abhängig von den Umweltbedingungen (2). Die Übertragung auf den Menschen erfolgt durch orale Aufnahme von mit infektiösen Eiern (3) kontaminierten Speisen (4). Aus den Eiern schlüpfen im Darm Larven (5), die die Darmmukosa durchdringen und über die Portalvene zur Leber, zum Herz und schließlich in die Lunge wandern (6). Einmal im Bronchialsystem werden sie hochgehustet und verschluckt (7). Beim erneuten Erreichen des Darms entwickeln sich aus den Larven die adulten Würmer. Von der oralen Aufnahme der Eier bis zur erneuten Produktion von Eiern durch das adulte Weibchen vergehen 2–3 Monate (Präpatenz).

CHECK-UP

- Nennen Sie je zwei Vertreter der Nematoden, Trematoden und Cestoden.
- Schildern Sie den Entwicklungszyklus von Ascaris lumbricoides.

Diagnostik

Die Diagnostik der meisten Parasiteninfektionen beinhaltet den Nachweis entsprechender Entwicklungsstadien in Blut, Stuhl oder anderen Geweben. Die Serologie spielt nur bei ausgewählten Erregern eine Rolle (z. B. Schistosomiasis, invasive Amöbiasis, Filariose).

- Zysten und vegetative Formen des Erregers im Stuhl:
  - Entamoeba histolytica
  - Giardia lamblia
  - Balantidium coli
- Zysten im Stuhl: Cryptosporidium
- Eier im Stuhl:
  - Ascaris lumbricoides
  - Trichuris trichiura
  - Ancylostoma duodenale
  - Necator americanus
  - Taenia solium
  - Taenia saginata
  - Diphyllobothrium latum
  - Schistosoma spp.
- Eier im Urin: Schistosoma spp.
- Mikrofilarien im Blut:
  - Wucheria bancrofti
  - Loa Loa
- Mikrofilarien in der Haut: Onchocerca volvulus

> Bei einigen parasitären Erkrankungen ist häufig eine Eosinophilie zu beobachten.

■ CHECK-UP

☐ Bei welchem Wurmbefall suchen Sie nach Eiern im Urin?
☐ Bei welcher Erkrankung lassen sich Mikrofilarien im Blut nachweisen?

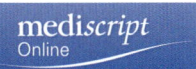

Und jetzt üben mit den wichtigsten IMPP-Fragen:
http://www.mediscript-online.de/Fragen/Vesenbeckh_Kap06
(Anleitung zum Einloggen s. Buchdeckel-Innenseite).

7 Infektionen des Herzens

- Endokarditis 33
- Myokarditis 34

Endokarditis

■ Erreger

Die häufigste Form der Endokarditis ist die durch Bakterien ausgelöste infektiöse Endokarditis, in sehr seltenen Fällen können auch Pilze isoliert werden (1%).
- Staphylokokken
  - Staphylococcus aureus: Endocarditis acuta
  - Staphylococcus epidermidis: Endocarditis durch Venenkatheter
- Streptokokken
  - Streptococcus viridans: Endocarditis lenta
- Enterokokken und andere (gramnegative) Bakterien

■ Übertragung

Fast immer liegt eine **Vorschädigung der Herzklappen** zugrunde (angeboren oder erworben), sodass sich Erreger während einer vorübergehenden Bakteriämie leicht ansiedeln können. Ein besonders hohes Risiko stellen in diesem Zusammenhang **künstliche Herzklappen** dar. Zu einer Bakteriämie kann es u. a. durch folgende Ursachen kommen:
- Infizierten Venenkatheter, unsterile Injektionen (i. v. Drogenabusus!)
- Zahnextraktion, Peridontalchirurgie, Zähneputzen (!)
- Operative Eingriffe (Tonsillektomie, transurethrale Prostataresektion)

■ Klinik

- In Abhängigkeit von Virulenz der Erreger (und Abwehrlage) werden 2 Verlaufsformen unterschieden:
  - Endocarditis lenta:
    - subakuter, schleichender Verlauf mit unklarem Fieber
    - vor allem durch Streptococcus viridans
    - Häufigkeit abnehmend
  - Endocarditis acuta:
    - oft fulminanter Verlauf, rasch fortschreitend
    - sofortige Therapieeinleitung, sonst infauste Prognose
    - vor allem durch Staphylococcus aureus
    - Häufigkeit zunehmend
- Fieber (90%), Tachykardie, Schüttelfrost, Leistungsabfall
- Herz: neues oder sich veränderndes Herzgeräusch, Herz-/Klappeninsuffizienz
- Haut: Petechien, Osler-Knötchen, Janeway-Läsionen
- Niere: Hämaturie, Proteinurie, glomeruläre Herdnephritis Löhlein
- Milz: Splenomegalie
- Augen: Roth-Flecke (= Retinablutungen)
- Bakterielle Mikroembolien (passagere Hemiparesen, Niereninfarkte)

> Petechien bei Endokarditis treten vornehmlich unter den Nägeln auf. **Janeway-Läsionen** sind nicht schmerzhafte Einblutungen an Handflächen und Fußsohlen.
> Als **Osler-Knötchen** werden schmerzhafte rötliche Knoten an Fingern und Zehen bezeichnet.

■ Diagnostik

- Labor: Erhöhung von BSG, CRP
- Auskultation eines Herzgeräusches
- Klappenvegetationen im transösophagealen (!) Echo
- Erregernachweis mittels Blutkultur (mindestens 3 Blutkulturen aerob und anaerob), nach Möglichkeit vor Beginn der Antibiose

Duke-Kriterien
Das Vorhandensein von 2 Hauptkriterien, 1 Haupt- und 3 Nebenkriterien oder 5 Nebenkriterien macht eine infektiöse Endokarditis sehr wahrscheinlich:

7 Infektionen des Herzens

Hauptkriterien:
- Typischer Erregernachweis in 2 separaten Blutkulturen
- Typischer Befund im Herzecho

Nebenkriterien:
- Fieber >38 °C
- Risikofaktoren (Herzerkrankung, i. v. Drogenabusus)
- Vaskulärer Befund (u. a. Janeway-Läsionen)
- Immunologischer Befund (u. a. Osler-Knötchen)
- Unspezifische Zeichen im Herzecho (z. B. Perikarderguss)
- Positive Mikrobiologie (positive Serologie oder Blutkulturen mit untypischem Erregernachweis oder aus nur einer Blutkultur)

Eine normale BSG spricht gegen eine Endokarditis!

■ Therapie

Die Therapie der Endokarditis sollte antibiogrammgerecht erfolgen. Bei unbekanntem Erreger wird folgende kalkulierte Initialtherapie empfohlen:
- Bei Nativklappen und nach mehr als 12 Monaten nach operativem Klappenersatz:
  - Ampicillin-Sulbactam oder
  - Amoxicillin-Clavulansäure + Gentamicin
  - Therapiedauer 4–6 Wochen
- Nach operativem Klappenersatz (innerhalb der ersten 12 Monate):
  - Vancomycin + Gentamicin + Rifampicin
  - Therapiedauer mindestens 6 Wochen (Gentamicin für 2 Wochen)

■ Prävention

Die aktuell empfohlenen Indikationen für eine Endokarditisprophylaxe sind in → Tab. 7.1 zusammengefasst.

Tab. 7.1 Endokarditisprophylaxe: Wann, bei wem, womit?

Invasiver Eingriff	• In der Mundhöhle (u. a. Zahnextraktion, Zahnsteinentfernung, parodontale Eingriffe) • Im Respirationstrakt (u. a. Tonsillektomie, Endoskopie mit starrem Bronchoskop) • Am Gastrointestinal-/Urogenitaltrakt und an der Haut bei Patienten mit manifesten Infektionen
Risikopatient	• Alle Patienten mit Klappenersatz, mechanisch oder biologisch • 6 Monate nach Klappenoperation oder interventionell behandelte Herzfehler unter Verwendung von alloprothetischem Material • Überstandene Endokarditis • Angeborene Herzfehler: zyanotische Herzfehler, Implantation eines Conduits oder residueller Defekt • Herztransplantierte Patienten mit Valvulopathie
Prophylaxe	• **Amoxicillin** p. o. oder Ampicillin i. v. • Bei Penicillinallergie: **Clindamycin** p. o. oder i. v.

(Mit freundlicher Genehmigung von Frau Dr. med. Claudia Dellas, Göttingen)

■ CHECK-UP

☐ Welche Erreger werden typischerweise bei Endocarditis lenta/acuta nachgewiesen?
☐ Nennen Sie die Symptome einer Endokarditis
☐ Wann sollte wer welche Endokarditisprophylaxe erhalten?

Myokarditis

■ Epidemiologie

Es wird von einer hohen Dunkelziffer ausgegangen, da viele Myokarditiden asymptomatisch oder leicht verlaufen. In 10 % aller plötzlichen Todesfälle bei jungen Erwachsenen finden sich in der Autopsie Hinweise auf eine Myokarditis. Die Virusmyokarditis heilt meist folgenlos aus, fulminante Verläufe mit Herzversagen sind jedoch möglich. 15 % aller Myokarditiden nehmen einen chronischen Verlauf mit Übergang in eine dilatative Kardiomyopathie.

Erreger

Meist liegen Viren einer infektiösen Myokarditis zugrunde. Aber auch Bakterien, Pilze, Protozoen und andere Parasiten können die Ursache sein. Oft kommt es zu einer Myokarditis im Rahmen einer Herzbeteiligung durch einen der folgenden Infektionserreger:

- Viren:
  - **Coxsackie-Virus B_1–B_5 (häufigster Erreger),**
  - Parvovirus B19, Coxsackie-Virus A, Herpesviren, Influenzaviren, Adenoviren und andere
- Bakterien:
  - Staphylokokken, Enterokokken (Endokarditiserreger)
  - Sepsiserreger
  - Borrelia burgdorferi (Lyme-Erkrankung)
  - Corynebacterium diphtheriae (Diphtherie)
  - Gruppe-A-Streptokokken (Scharlach, Angina tonsillaris)
- Protozoen und andere Parasiten (selten!):
  - Toxoplasma gondi (Toxoplasmose), Trypanosoma cruzi (Chagas)
  - Trichinen, Echinokokken
- Pilze bei immungeschwächten Patienten

Klinik

- Klinischer Verlauf sehr variabel, oft asymptomatisch oder unspezifische Symptome
- Anamnestisch zurückliegender Infekt
- Schwäche, Abgeschlagenheit
- Tachykardie, Rhythmusstörungen
- Herzinsuffizienz
- Begleitende Perikarditis (Perimyokarditis)

> Klinisch lassen sich die Myokarditis und der Perikarditis nicht immer unterscheiden. Die häufigsten Erreger der infektiösen Perikarditis sind Viren. Das Spektrum ist dem der Myokarditis sehr ähnlich.

Diagnostik

- Auskultation: eventuell 3. Herzton bei Herzinsuffizienz oder Perikardreiben bei Perimyokarditis
- Labor: eventuell CK/CK-MB, Troponin T/I, BNP bei Herzinsuffizienz
- Autoantikörper, antimyolemmale oder antisarkolemmale Antikörper (AMLA, ASA)
- Infektionsdiagnostik (Stuhl auf Enteroviren untersuchen, Serum auf Antikörper)
- Langzeit-EKG (Sinustachykardie, Extrasystolen, AV-Block, konkave (!) ST-Streckenhebung bei Perimyokarditis, DD: Herzinfarkt)
- Echokardiografie (regionale Wandbewegungsstörung, Perikarderguss bei Perimyokarditis, Herzinsuffizienzzeichen)
- Kardio-MRT und anschließend Myokardbiopsie zur Diagnosesicherung:
  - Komplikationsreiche Untersuchung
  - Kann histochemischen Hinweis auf Entzündung liefern und molekulargenetischen Virusnachweis erbringen

Therapie

- Symptomatische Therapie:
  - Körperliche Schonung
  - Therapie von Herzinsuffizienz, Herzrhythmusstörungen
- Kausale Therapie:
  - Antibiotika oder Antimykotika bei entsprechendem Erregernachweis
  - Virustatika im Rahmen von Studien

CHECK-UP

☐ Beschreiben Sie Klinik, Diagnostik und Therapie der Myokarditis.

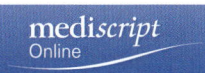

Und jetzt üben mit den wichtigsten IMPP-Fragen:
http://www.mediscript-online.de/Fragen/Vesenbeckh_Kap07
(Anleitung zum Einloggen s. Buchdeckel-Innenseite).

8 Infektionen der Lunge

- Tuberkulose 37
- Pneumonie 39
- Influenza 41
- Bronchitis 42

Tuberkulose

■ Epidemiologie

Ungefähr ein Drittel aller Menschen ist weltweit mit Tuberkuloseerregern infiziert. Obwohl die weltweite Inzidenz der Tuberkulose seit 2002 abnimmt, gibt es Länder und Regionen mit sehr hohen oder sogar steigenden Inzidenzen und einem teilweise sehr hohen Anteil an multiresistenten Keimen (besonders in Ländern der ehemaligen Sowjetunion, z. B. Kasachstan oder Moldawien). Etwa 10 % aller Infizierten entwickeln im Lauf ihres Lebens eine aktive Tuberkulose. Rund 10 % aller TB/HIV-Koinfizierten entwickeln im Lauf eines Jahres eine aktive Tuberkulose.

■ Erreger

Die Erreger der Tuberkulose werden im sogenannten Mycobacterium-tuberculosis-Komplex (MTB-Komplex) zusammengefasst und beinhalten folgende Mykobakterienspezies:
- M. tuberculosis
- M. africanum
- M. bovis
- M. microti
- M. canetti
- M. pinnipedii

Andere Mykobakterien können Ursache einer behandlungsbedürftigen atypischen Mykobakteriose sein, man bezeichnet sie auch als nicht tuberkulöse Mykobakterien (NTM). Dazu gehören u. a.:
- M. kansasii
- M. marinum
- M. gordonae
- M. avium
- M. intracellulare

■ Übertragung

Die Übertragung der Mykobakterien erfolgt überwiegend über Tröpfchenkerne von Mensch zu Mensch, wobei die Bakterien über lange Zeit in der Luft schweben können. Seltener kommt es über Hautkontakt (Hauttuberkulose) oder durch orale Aufnahme zur Infektion, z. B. von kontaminierter Kuhmilch (Darmtuberkulose).

■ Klinik

- Die Inkubationszeit kann sehr lange sein und reicht von 6 Wochen bis zu mehreren Jahrzehnten.
- Die typischen Symptome sind eine ausgeprägte B-Symptomatik mit (produktivem) Husten, subfebrilen Temperaturen, Nachtschweiß, Gewichtsverlust sowie unspezifischen Krankheitszeichen mit Abgeschlagenheit, Müdigkeit und Brustschmerz.
- Gelegentlich kommen Hämoptysen oder ein Erythema nodosum vor.
- Der Verlauf ist chronisch und die Erkrankung kann monatelang unerkannt bleiben und wird häufig fehldiagnostiziert.
- Es kann trotz adäquater Therapie zu einer endogenen Reaktivierung insbesondere bei Schwächung des Immunsystems kommen. Durch hämatogene Streuung des Primärherdes kann prinzipiell jedes Organ befallen sein.
- In 15–20 % der Fälle liegt eine extrapulmonale Tuberkulose vor (Pleura, Lymphknoten, Urogenitalsystem, Abdomen, Knochen und Gelenke, Perikard, ZNS); sie ist häufiger bei bestimmten Bevölkerungsgruppen (Farbige) und bei HIV-Infizierten.

■ Diagnostik

Neben anamnestischen Hinweisen auf Herkunftsland und/oder Risikokontakte liefert oft eine typische chronisch-progrediente Klinik den ersten Hinweis auf das Vorliegen einer Tuberkulose-Erkrankung. Je nach betroffenem Organ

8 Infektionen der Lunge

kann die Bildgebung wegweisend sein (Kaverne oder Granulome im Röntgenthorax). Ein direkter Erregernachweis aus entsprechendem Material (Sputum, Bronchialsekret, BAL oder Magensaft bei Lungentuberkulose, Pleuraflüssigkeit, Liquor, Hautabstrich, Gewebebioptat oder Urin bei extrapulmonaler Tuberkulose) sichert die Diagnose:

- Alle Mykobakterien sind **säurefeste Stäbchen,** die mikroskopisch mithilfe einer bestimmten Färbemethode (Ziehl-Neelsen) nachgewiesen werden können.
- Da eine Besiedlung mit NTM ohne Krankheitswert vorliegen kann, ist eine MTB-Infektion nur gesichert, wenn aus dem gleichen Material eine für den MTB-Komplex spezifische **Mykobakterien-PCR** positiv ist, oder
- Ein **kultureller Nachweis** eines Mykobakteriums des MTB-Komplexes gelingt. Da sich die meisten Mykobakterien nur alle 15–20 Stunden teilen, ist das Wachstum sehr langsam und eine positive Kultur zeigt sich meist erst nach 4–6 Wochen. Die Kultur erlaubt aber eine Speziesbestimmung und Resistenztestung.

> Man spricht von einer offenen Tuberkulose wenn ein Patient Mykobakterien in die Umwelt ausscheidet. Im klinischen Alltag wird ein Patient mit Lungentuberkulose als ansteckungsfähig bezeichnet, solange säurefeste Stäbchen im Sputum nachgewiesen werden können. Bei positiver MTB-Kultur aus respiratorischen Materialien ist ebenfalls von potenzieller Ansteckungsfähigkeit auszugehen.

Histologisch zeigen sich bei Tuberkulose typischerweise **verkäsende Granulome** mit zentraler Nekrose.

> Für die **Urogenitaltuberkulose** ist eine sterile Leukozyturie in der Primärurinkultur diagnostisch wegweisend. In der radiologischen Bildgebung fallen zudem häufig Kalzifikationen, Kavernen und Strikturen der ableitenden Harnwege auf.
> Die häufigste Erscheinungsform der **Hauttuberkulose** ist der **Lupus vulgaris,** bei dem es zu rötlich braunen Verhornungen, später auch zu Ulzerationen und Narbenbildung bevorzugt im Gesicht kommt.

Ein indirekter Erregernachweis gibt einen Hinweis auf einen zurückliegenden Kontakt mit Mykobakterien, wobei nicht zwischen aktiver Tuberkulose und latenter Infektion unterschieden werden kann:

- Beim Tuberkulin-Haut-Test (THT) wird Tuberkulinantigen intrakutan in die Beugeseite des Unterarmes appliziert. Nach 3 (spätestens 7) Tagen wird der Durchmesser der Induration gemessen. Eine Induration von mehr als 5 mm wird i. d. R. als positiv bewertet (dieser Grenzwert ist abhängig vom Risikoprofil des Untersuchten, siehe Empfehlungen des DZK: http://www.pneumologie.de/dzk/). Durch zurückliegende BCG-Impfung oder Kontakt zu NTM kann der THT falsch positiv ausfallen.
- Beim Interferon-γ-Test (Quantiferon-Test, QFT-Test) wird Patientenblut mit MTB-spezifischen Antigenen inkubiert. Anschließend wird Interferon-γ im Überstand gemessen.
- Bei beiden Methoden können falsch negative Ergebnisse durch eine unzureichende T-Zell-Antwort vorkommen. Diese Tests sind also mit Vorsicht zu interpretieren u. a. bei Immunsuppression (iatrogen oder durch HIV), Miliartuberkulose oder Meningitis tuberculosa, malignen Erkrankungen und hohem Alter. In den ersten 2 Monaten nach der Infektion können sie noch negativ ausfallen.

■ Therapie

Die Therapie der Tuberkulose ist immer eine mindestens 6-monatige Kombinationstherapie. Die Kombination verschiedener Wirkstoffgruppen ist notwendig, um einer Entstehung von Resistenzen und einer Erregerpersistenz entgegenzuwirken. Wenige Wochen nach Beginn einer wirksamen antituberkulösen Therapie kann davon ausgegangen werden, dass keine Infektiosität mehr besteht.

- Initialphase
  - 4-fach-Therapie für 2 Monate
  - Isoniazid + Rifampicin + Pyrazinamid + Ethambutol oder Streptomycin
- Stabilisierungsphase
  - 2-fachTherapie für 4 Monate
  - Isoniazid + Rifampicin

Beim Vorliegen von Resistenzen muss auf teurere und nebenwirkungsreichere Zweitrangmedikamente ausgewichen werden. Die Therapiedauer verlängert sich um mehrere Monate. Bei ZNS-Befall sollte Streptomycin anstelle von Ethambutol verabreicht werden, da die ZNS-Bioverfügbarkeit von Streptomycin besser ist. Außerdem muss die Dauer der Stabilisierungsphase auf 10 Monate verlängert werden. Zudem wird die adjuvante Gabe von Kortikosteroiden empfohlen.

- Monoresistenz
  - Resistenz gegenüber einem einzigen antituberkulösen Medikament
- Polyresistenz
  - Resistenz gegenüber mehr als einem antituberkulösen Medikament, nicht jedoch gegenüber Isoniazid und Rifampicin gleichzeitig
- Multi-drug resistant TB (MDR-TB)
  - Resistenz mindestens gegenüber Isoniazid und Rifampicin
- Extensively drug resistant TB (XDR-TB)
  - MDR-Resistenz plus Resistenz gegenüber eines der Fluorochinolone und mindestens eines der injizierbaren Zweitrangmedikamente (Amikacin, Capreomycin, Kanamycin).

■ Prävention

- Hygienemaßnahmen:
  - Hustenhygiene
  - Mundschutz
  - Aufklärung
  - Patientenisolierung solange Ansteckungsgefahr besteht
  - Belüftung des Patientenzimmers
- Schnelle Diagnostik und Einleitung einer wirksamen Therapie
- Umgebungsuntersuchungen durch das zuständige Gesundheitsamt
- Chemoprophylaxe/Chemoprävention z. B. durch 9-monatige INH-Gabe
- Die BCG-Impfung wird in Deutschland seit 1998 nicht mehr empfohlen:
  - Limitierte Wirksamkeit
  - Viele Nebenwirkungen
  - Erschwert Testung auf TB-Infektion durch indirekte Testverfahren

Es besteht nach IfSG eine namentliche **Meldepflicht** bei Erkrankung oder Tod an einer behandlungspflichtigen Tuberkulose. Auch für das Labor besteht bei direktem Erregernachweis Meldepflicht.

■ CHECK-UP

- [ ] Warum beweist der Nachweis von säurefesten Stäbchen nicht das Vorliegen einer Tuberkulose?
- [ ] Warum muss zur Therapie der Tuberkulose eine Kombinationstherapie durchgeführt werden?
- [ ] Schildern Sie die Therapie der Tuberkulose. Welche Medikamente werden wie lange eingesetzt?
- [ ] Beschreiben Sie die Begriffe MDR- und XDR-Tuberkulose

Pneumonie

■ Epidemiologie

Die Pneumonie ist die häufigste zum Tod führende Infektionskrankheit in Deutschland.

■ Erreger

Je nachdem wo die Infektion erworben wurde (geografische Region, ambulant oder nosokomial) und wer sie erworben hat (Altersgruppe, Immunstatus) ist ein unterschiedliches Erregerspektrum zu erwarten. Sowohl Bakterien als auch Viren, Pilze und Parasiten können Pneumonien verursachen.

- **Ambulant erworbene Pneumonien** (CAP, community acquired pneumonia) werden häufig durch Pneumokokken ausgelöst. Weitere typische Erreger je nach Altersgruppe:
  - Säuglinge: Haemophilus influencae, Staphylococcus aureus und Respiratory Syncytial Virus (RSV)
  - Junge Patienten: Chlamydia pneumoniae, Mykoplasma pneumoniae
  - Patienten > 65: gramnegative Bakterien (Klebsiellen, Enterobacter, E. coli)
- **Nosokomial erworbene Pneumonien** (HAP, hospital acquired pneumonia)
  - Bis zum 5. Tag nach Krankenhausaufnahme: Erreger wie bei CAP
  - Ab 5. Tag nach Krankenhausaufnahme: gramnegative Bakterien insbesondere Pseudomonaden
- **Beatmungsassoziierte Pneumonien** werden vornehmlich durch die folgenden 5 Erreger ausgelöst:
  - S. aureus
  - Pseudomonas aeruginosa
  - Klebsiellen
  - Enterobacter
  - E. coli
- **Bei Aspirationspneumonien oder Lungenabszessen** ist zusätzlich an Anaerobier zu denken.

8 Infektionen der Lunge

- **Immunsupprimierte**
  - Pneumocystis jirovecii
  - Viren (CMV)
  - Pilze (Aspergillus)
  - Atypische Mykobakterien

Neben den genannten infektiösen Ursachen können auch physikalische und chemische Noxen (Strahlen, Reizgase) und Kreislaufstörungen (Infarkt, Stauung) zur Pneumonie führen.

■ Übertragung

Die Übertragung der infektiösen Pneumonien geschieht aerogen über Tröpfcheninfektion.

■ Klinik

Die Pneumonie geht typischerweise mit Fieber, Schüttelfrost, Husten mit gelblich grünlichem Auswurf, Dyspnoe und Thoraxschmerz einher. Charakteristisch ist der plötzliche Beginn.
Ein atypischer Verlauf mit eher langsamem Beginn, trockenem Husten und nur geringem Fieber ohne Schüttelfrost ist möglich und kommt bei älteren Menschen häufiger vor. Auch verursachen manche Erreger häufiger atypische Pneumonien (Chlamydien, Mykoplasmen, Legionellen, Viren).

■ Diagnostik

- Inspektion (Dyspnoezeichen, Atemfrequenz), Auskultation (Rasselgeräusche) und Perkussion (gedämpfter Klopfschall)
- Entzündungszeichen: Fieber, CRP, BSG, Leukozytose
- Mikrobiologische Untersuchung zum Erregernachweis (Sputum, Blutkultur, Urin)
- Röntgenthorax: Das Hauptkriterium für eine Pneumonie ist ein neu aufgetretenes Infiltrat im konventionellen Röntgen.

CRB-65-Score
Zur Einschätzung des Schweregrades eignet sich der CRB-65-Score:
Confusion (Verwirrtheit)
Respiratory Rate (Atemfrequenz) ≥ **30/min**
Blood Pressure (Blutdruck) < 90 mmHg (systolisch) oder < 60 mmHg (diastolisch)
Alter ≥ **65** Jahre

Besonderheiten der Legionellose

- Die Übertragung von Legionellen erfolgt durch Inhalation bakterienhaltigen Warmwassers (Aerosole aus (Hotel-)Klimaanlagen, Duschköpfen, Whirlpools). Es besteht keine Ansteckungsgefahr von Mensch zu Mensch.
- Bei Gesunden verläuft die Infektion meist asymptomatisch, bei abwehrgeschwächten und älteren Menschen kann es zur Legionellenpneumonie kommen, die meist als atypische Pneumonie verläuft.
- Bei Verdacht auf eine Legionellenpneumonie sollte immer Urin auf Legionellenantigen untersucht werden.
- Jede Pneumonie unbekannter Ursache sollte antibiotisch so behandelt werden, dass auch Legionellen mit abgedeckt sind (Makrolide oder Fluorchinolone Gruppe 3/4 über 3 Wochen).

■ Therapie

- Körperliche Schonung und Bettruhe
- Atemgymnastik, Sekretolyse, ggf. Gabe von Sauerstoff
- Ausreichende Flüssigkeitszufuhr
- Antibiotische Therapie der CAP über 5–7 Tage:
  - Ohne Risikofaktoren (Mittel der Wahl): Aminopenicillin (Amoxicillin)
  - Mit Risikofaktoren (antibiotische Vorbehandlung, Begleiterkrankungen): Aminopenicillin + Betalaktamase-Inhibitor (Amoxicillin + Clavulansäure)
  - Zusätzlich ggf. Makrolid (Clarithromycin) gegen atypische Erreger
  - Bei Verdacht auf Pseudomonaden: Piperacillin/Tazobactam oder Fluorchinolone Gruppe 3/4 (Levofloxacin)
  - Antibiogrammgerechte Anpassung der Antibiose, sofern ein Erregernachweis gelingt.
- Bei einer nosokomialen Pneumonie werden zur antibiotischen Therapie Cephalosporine (3a), Aminopenicilline + Betalaktamase-Inhibitor, Ertapenem oder pneumokokkenwirksame Fluorchinolone empfohlen. Man sollte auch immer an die Möglichkeit einer Infektion mit multiresistenten Erregern denken (Glykopeptide bei V. a. MRSA).

■ CHECK-UP

- ☐ Wie behandeln Sie die ambulant erworbene Pneumonie?
- ☐ Was wissen Sie zur Legionellose (Übertragung, Klinik, Diagnostik, Therapie)?
- ☐ Was ist der CRB-65-Score?

Influenza

Influenza wird durch das Influenzavirus A, seltener durch das Influenzavirus B ausgelöst. Auch ein Influenzavirus C kann zu Infektionen führen, allerdings nur bei Kindern.

■ Epidemiologie

Die saisonale Influenza (epidemische Grippe) ist weltweit verbreitet und tritt auf der Nord- und Südhalbkugel jeweils in den Wintermonaten auf.

■ Erreger

Es handelt sich um RNS-Viren aus der Familie der Orthomyxoviren, die in die Influenzavirustypen A, B und C unterteilt werden. Das Influenza-A-Virus wird anhand der beiden Glykoproteine Hämagglutinin (H) und Neuraminidase (N) auf der Virusoberfläche weiter unterteilt. Es sind bisher 16 H-Subtypen und 9 N-Subtypen bekannt, die unterschiedlich kombiniert werden können (z. B. H5N1 der Vogelgrippe, H1N1 der Schweinegrippe).

Das Influenza-A-Genom wandelt sich mit der Zeit relativ schnell, wobei zwei Mechanismen dafür verantwortlich sind:
- **Antigendrift:** durch Punktmutationen des Hämagglutinins und/oder der Neuraminidase innerhalb des Virussubtyps kommt es zu einer **geringfügigen Veränderung der Antigenstruktur.** So kann sich z. B. der Subtyp H1N1 spontan geringfügig verändern. Antigendrift ist neben anderen Faktoren für die jährliche saisonale Grippe-Epidemie und die veränderte Zusammensetzung der Grippe-Impfstoffe verantwortlich.
- **Antigenshift:** Durch Reassortment von Hämagglutinin- und/oder Neuraminidase-Genomsegmenten zwischen zwei humanpathogenen Virusstämmen oder einem humanpathogenen und einem tierspezifischen Virusstamm kommt es zum **Auftreten eines neuen Virussubtyps.** Antigenshift wird für die Entstehung der Pandemien wie zuletzt die Schweinegrippe verantwortlich gemacht.
- Der Subtyp allein lässt keinen Rückschluss auf die Gefährlichkeit einer Grippeinfektion zu: Die sogenannte Spanische Grippe 1918 (Subtyp H1N1) ging mit einer sehr hohen Letalität einher, wohingegen die Schweinegrippe 2009 (ebenfalls H1N1) nur eine relativ geringe Letalität aufwies.

- Das **Hämagglutinin** bewirkt die Einschleusung des Influenzavirus in die Wirtszelle (Flimmerepithel des Respirationstrakts) durch Bindung an spezifische Rezeptoren (Neuraminsäure).
- Die **Neuraminidase** bewirkt die Spaltung von Neuraminsäureresten auf der Wirtszelloberfläche und damit die Freisetzung neuer Viruspartikel nach intrazellulärer Virusreplikation.

■ Übertragung

Bei der Influenza handelt es sich um eine Tröpfcheninfektion, aber auch die Kontaktinfektion z. B. über kontaminierte Hände („Schmierinfektion") spielt eine Rolle.

■ Klinik

Die Inkubationszeit beträgt 1–4 Tage. In 80 % der Fälle verläuft die Influenza relativ asymptomatisch. Typische Symptome sind ein schlagartiger Krankheitsbeginn mit hohem Fieber und Schüttelfrost, Kopfschmerzen, trockener Husten sowie starkes Krankheitsgefühl. Nasenbluten, blutiges Sputum sowie Kopf- und Gliederschmerzen, Rhinitis, Pharyngitis und Konjunktivitis können vorkommen.

Ein zweiter Fieberhöhepunkt zeigt in der Regel eine bakterielle Superinfektion an, die zudem an einer Leukozytose und zunehmend produktivem Husten mit eitrigem Sputum erkannt werden kann.
- Häufig liegt eine sekundäre Pneumonie durch Staphylococcus aureus (oder auch Pneumokokken) zugrunde. Da diese Hämagglutinin-spaltende Proteasen produzieren, wird der Viruseintritt in die Zielzellen erleichtert, wodurch es außerdem zu der gefürchteten Influenzapneumonie mit schlechter Prognose kommen kann.
- Bei Kindern kann es auch zu akuter Otitis media oder Sinusitis kommen.

■ Diagnostik

Während einer Grippe-Epidemie ist eine **charakteristische Klinik ausreichend** (80-prozentigen Diagnosewahrscheinlichkeit). Bei unklaren Fällen, sporadischen Erkrankungen oder Risikopersonen sollte eine Labordiagnostik aus Nasen-Rachen-Schleimhaut Abstrichen angestrebt werden:
- Influenzaschnelltest
- Nukleinsäurenachweis (PCR)
- Antigennachweis (EIA)

8 Infektionen der Lunge

■ Therapie

- **Symptomatische Therapie** durch ausreichende Flüssigkeitszufuhr, Antipyretika (kein ASS bei Kindern wegen Gefahr eines Reye-Syndroms), bei V. a. sekundäre bakterielle Pneumonie Gabe von Antibiotika (Aminopenicillin + Betalaktamase-Inhibitor [Amoxicillin + Clavulansäure], evtl. Staphylokokkenpenicillin [Oxacillin]).
- **Neuraminidasehemmer** für Prophylaxe und Therapie (nur innerhalb der ersten 24–48 Stunden wirksam)
    - Wirkmechanismus: verhindern Ablösung der neuen Influenzaviren von der Zelloberfläche und damit die weitere Infektion neuer Zellen.
    - Wirkung: Minderung der Krankheitssymptome und Komplikationen, Verkürzung der Virusausscheidung und Krankheitsdauer
    - Beispiele: Zanamivir, Oseltamivir
- **M2-Kanal-Blocker** für Prophylaxe und Therapie (nur innerhalb der ersten 24–48 Stunden wirksam)
    - Wirkmechanismus: verhindern Uncoating durch gehemmte Ansäuerung
    - Wirkung: Minderung der Krankheitssymptome und Komplikationen, Verkürzung der Virusausscheidung und Krankheitsdauer
    - Beispiel: Amantadin (Probleme: nur gegen Influenza A wirksam, starke Resistenzentwicklung und viele Nebenwirkungen, weswegen es in der Praxis kaum mehr Anwendung findet)

■ Prävention

Die STIKO empfiehlt die jährliche **Grippeschutzimpfung** mit Spaltimpfstoffen für folgende Personengruppen:
- Personen > 60 Jahre und Schwangere
- Personen mit chronischen Erkrankungen und Bewohner von Alten- und Pflegeheimen
- Medizinisches Personal

Hygienische Händedesinfektion und ggf. Mundschutz für den Patienten

■ CHECK-UP
- ☐ Welche therapeutischen Möglichkeiten gibt es bei Influenza?
- ☐ Wer sollte gegen Influenza geimpft werden?

Bronchitis

Es werden verschiedene Formen der Bronchitis unterschieden:

Akute Bronchitis: Die akute Bronchitis ist eine meist mild verlaufende, selbst limitierte Entzündung der Bronchien, die wie eine akute Erkältungskrankheit verläuft (Hustenreiz mit retrosternalem Schmerz, spärlicher Auswurf, Fieber, Kopfschmerz, Schnupfen, Niesen). In 90 % der Fälle sind Viren die Ursache, aber auch Mykoplasmen und Chlamydien sind häufig. Für die **virale** akute Bronchitis sind Muskel- und Gliederschmerzen, für die **bakterielle** akute Bronchitis sind eitriger Auswurf sowie Leukozytose und/oder CRP-Erhöhung typisch.

Chronisch obstruktive Bronchitis (COPD): Die chronische Bronchitis ist als Husten mit Auswurf an mindestens 3 aufeinanderfolgenden Monaten pro Jahr in einem Beobachtungszeitraum von 2 Jahren definiert. Im Lauf der Zeit kommt meist eine Atemflussbehinderung hinzu (chronisch obstruktive Bronchitis). Diese kann sich insbesondere in den Wintermonaten akut verschlechtern. Man spricht dann von akuter Exazerbation.

■ Erreger

Etwa 80 % aller Exazerbationen einer COPD sind durch Infekte bedingt, wobei Viren nach neuesten Erkenntnissen am häufigsten nachgewiesen werden (u. a. Influenzavirus, RSV, Rhinovirus, Coronavirus). Unter den bakteriellen Erregern stehen Haemophilus influenzae, Streptococcus pneumoniae und Moraxella catarrhalis an vorderster Stelle.

■ Klinik

Die Klinik der akuten Exazerbation ist durch eine zunehmende Atemnot mit vermehrtem Husten und vermehrter Sputummenge (gelblich grünlich bei bakterieller Ursache) charakterisiert. Die Verschlechterung der Symptome ist dermaßen ausgeprägt, dass eine Intensivierung der COPD-Therapie notwendig wird.

■ Diagnostik

Bei schwerer Exazerbation oder bei Therapieversagen sollte eine Sputumkultur mit Antibiogramm angelegt werden, wobei das Material möglichst beim morgendlichen Abhusten nach gründlicher Ausspülung des Mundes mit Wasser und vor Beginn einer Antibiose gewonnen werden sollte. Zum Ausschluss einer Pneumonie ist außerdem ein Röntgenthorax indiziert.

■ Therapie

- Intensivierung der inhalativen Bronchospasmolyse, systemische Glukokortikoide, Flüssigkeitszufuhr zur Sekretolyse, Atemgymnastik, ggf. Sauerstoffzufuhr. Die Indikationsstellung zur Antibiose bei akuter Exazerbation einer COPD ist umstritten. Weiterführende Informationen finden Sie in den aktuellen Leitlinien: www.awmf.org.
- **Ambulante empirische Antibiose** bei leichter Exazerbation: Aminopenicillin (Amoxicillin)
- **Stationäre empirische Antibiose** bei mittlerer/schwerer Exazerbation: Aminopenicillin + Betalaktamase-Inhibitor (Amoxicillin + Clavulansäure)
- **Bei V. a. Pseudomonaden:** Acylureidopenicillin + Betalaktamase-Inhibitor (Piperacillin/ Tazobactam) oder Fluorchinolone Gruppe 3/4 (Levofloxacin)

■ CHECK-UP
☐ Wie ist die chronische Bronchitis definiert?

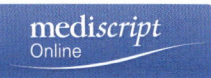

Und jetzt üben mit den wichtigsten IMPP-Fragen:
http://www.mediscript-online.de/Fragen/Vesenbeckh_Kap08
(Anleitung zum Einloggen s. Buchdeckel-Innenseite).

9 Darm

- Amöbenruhr 45
- Salmonellose 46
- Lebensmittelintoxikationen 46
- Norovirusinfektion 47
- Clostridium-difficile-Infektion 48

 ## Amöbenruhr

■ Epidemiologie

Die Amöbiasis wird i. d. R. während einer Reise in ein Endemiegebiet erworben und gelegentlich als Reisekrankheit nach Deutschland importiert. Die Zahl der jährlichen Erkrankungen wird auf weltweit 50 Millionen Personen geschätzt. Klinisch werden 2 Entitäten unterschieden:
- Amöbenruhr (intestinale Amöbiasis)
- Amöbenabszess (extraintestinale Amöbiasis)

■ Erreger

Die Amöbiasis wird durch das Protozoon Entamoeba histolytica ausgelöst. Es gibt eine Reihe anderer nicht humanpathogener Amöben (u. a. Entamoeba dispar; mikroskopisch sind die Zysten nicht von E. histolytica zu unterscheiden). Das infektiöse Stadium sind die sehr widerstandsfähigen Zysten, die in der Umwelt über Monate persistieren können. Im Stuhl eines Infizierten können gelegentlich neben Zysten auch vegetative Formen (sogenannte Trophozoiten) nachgewiesen werden. Diese werden als Minutaform bezeichnet, nach Phagozytose von Erythrozyten als Magnaform.

■ Übertragung

Die Übertragung erfolgt fäkal-oral durch direkte Aufnahme von Zysten oder indirekt über kontaminierte Nahrungsmittel oder Trinkwasser.

■ Klinik

Die Inkubationszeit beträgt 1–4 Wochen (Amöbenruhr) bzw. Monate bis Jahre (Amöbenabszess). Die meisten Infektionen verlaufen asymptomatisch. In ca. 20 % aller Fälle kommt es zur invasiven Amöbiasis. Chronische und rezidivierende Fälle sind möglich, gelegentlich treten die Symptome auch erst nach Jahren auf:

Amöbenruhr:
- „Himbeergeleeartige" Stühle mit Blut- und Schleimauflagerungen
- Tenesmen, schmerzhafte Stuhlentleerung
- Fieber (30 %)

Amöbenabszess:
- Fast immer ist die Leber betroffen (95 %, meist der rechte Leberlappen), aber auch Abszesse in anderen Organen können vorkommen (Hirn, Lunge).
- Schmerzen und Druckgefühl im rechten Oberbauch bei Leberabszessen
- Subfebrile Temperaturen
- Nur jeder Dritte mit Amöbenabszess leidet zuvor an einer Amöbenkolitis!

■ Diagnostik

Amöbenruhr:
- Wiederholte Stuhluntersuchungen zum mikroskopischen Nachweis von Magnaformen, da nur diese Form eine Infektion mit E. histolytica belegt. Die Minutaform und auch Zysten können mikroskopisch nicht sicher von apathogenen Entamoeba-Spezies unterschieden werden. Die Stuhlprobe muss körperwarm ins Labor gelangen, da die Trophozoiten außerhalb des Darms nur kurzzeitig überleben.
- PCR-Nachweis zur Speziesdifferenzierung

Amöbenabszess:
- Bildgebende Verfahren: Sonografie, CT, MRT
- Serologie zum Nachweis spezifischer Antikörper

■ Therapie

- Metronidazol über 10 Tage (wirksam gegen Trophozoiten)
- Paromomycin oder Diloxanid als Kontaktamöbizid (zur Eliminierung von Zysten)
- Punktion des Leberabszesses im Sinne einer Entlastungspunktion nur bei drohender Perforation, da die Gefahr der Fistelbildung und Streuung besteht

9 Darm

■ Prävention

Trinkwasser- und Lebensmittelhygiene

> **■ CHECK-UP**
> ☐ Was wissen Sie zum Erreger der Amöbiasis?
> ☐ Wie würden Sie den Stuhl bei Amöbenruhr beschreiben?

Salmonellose

■ Epidemiologie

Häufigkeitsgipfel im Sommer. Die Salmonellose ist nach Campylobacter-Infektionen die zweithäufigste meldepflichtige Durchfallerkrankung, die durch Lebensmittel bedingt ist.

■ Erreger

Salmonella enteritidis, Salmonella typhimurium

■ Übertragung

Die Übertragung erfolgt meist über rohe oder nicht ausreichend erhitzte Tierprodukte (z. B. Eier, Geflügelfleisch, Muscheln).

> **Vorsicht!** Einfrieren tötet Salmonellen in der Regel nicht ab. Auch nach dem Auftauen können in den Lebensmitteln und im Auftauwasser die Bakterien enthalten sein.

■ Klinik

Nach relativ kurzer Inkubationszeit (1–3 Tage) kommt es zu akutem Brechdurchfall mit Tenesmen und gelegentlich Fieber.

■ Diagnostik

Nachweis von Salmonellen in Lebensmittel-Rückstellproben, in Stuhl oder Erbrochenem, evtl. Blutkultur bei Verläufen mit Fieber

■ Therapie

- Die Therapie erfolgt symptomatisch und durch adäquate Rehydrierung (Ausgleich von Flüssigkeitsverlusten).
- Die Gabe von Antibiotika erfolgt nur bei schwerem Krankheitsverlauf und bei Risikogruppen:
    - Säuglinge/Kleinkinder, alte Menschen und Immunsupprimierte: Ciprofloxacin
    - Kinder: Ampicilin

■ Prävention

- Lebensmittelhygiene
- Verzehr von frischen und/oder ausreichend erhitzten Speisen
- Trennung von reinen und unreinen Arbeitsflächen
- Kühlketten und Verfallsdaten einhalten
- Gesundheitsamtliche Überwachung von Beschäftigten in der Gastronomie

> **■ CHECK-UP**
> ☐ Wie lang ist die Inkubationszeit bei Salmonellose?
> ☐ Wann würden Sie den Einsatz von Antibiotika erwägen?

Lebensmittelintoxikationen

Dabei handelt es sich nicht um Infektionen, sondern um Vergiftungen mit bakteriellen Enterotoxinen, z. B. Staphylococcus aureus. Charakteristisch ist eine sehr kurze Inkubationszeit von wenigen Stunden. Häufig sind mehrere Personen, die zuvor eine gemeinsame Mahlzeit zu sich genommen haben, betroffen.

Da nicht die Bakterien, sondern deren Toxine für die Symptome verantwortlich sind, ist eine antibiotische Behandlung oft nicht zielführend. Bei größeren Ausbrüchen sollte der Nachweis von Toxinen aus Lebensmittelrückstellproben angestrebt werden.

Staphylococcus aureus

- Inkubationszeit 1–6 Stunden
- Symptome: Brechdurchfall, Übelkeit, gelegentlich Tenesmen und/oder Fieber
- Selbstlimitierend, Symptome sistieren i. d. R. nach 1–2 Tagen
- Typische Lebensmittel sind kontaminierte, nicht ausreichend kühl gelagerte Milchprodukte, Puddings oder Salate, die mit Mayonnaise zubereitet wurden.
- Die Therapie ist rein symptomatisch.

Botulismus

- Inkubationszeit 12–36 Stunden
- Symptome: gastrointestinale Beschwerden (nur in 30 %) **und** neurologische Ausfälle (Mundtrockenheit, Augenmuskellähmungen, Schluckbeschwerden), die kaudal fortschreiten und zu Atemlähmung führen können.
- Pathophysiologie: Irreversible Hemmung der Acetylcholin-Ausschüttung motorischer Endplatten
- Das obligat anaerobe Bakterium Clostridium botulinum bildet Sporen, die beim Auskeimen unter Gasentwicklung Neurotoxine (Enterotoxine A–F) produzieren
- Typische Lebensmittel sind luftdicht verpackte, zuvor mit dem Bakterium kontaminierte Lebensmittel (Konservendosen).
- Durch die Gasbildung erscheinen die Konserven meist aufgebläht (bombiert).
- Zur Therapie kommen eine umgehende Magen-Darm-Entleerung und ein polyvalentes Antitoxin zum Einsatz.

■ CHECK-UP

☐ Warum ist der Einsatz von Antibiotika in aller Regel nicht hilfreich?
☐ Welche Symptome müssen an Botulismus denken lassen?

Norovirusinfektion

Epidemiologie

Infektionen treten gehäuft in den Wintermonaten auf. Besonders gefürchtet sind Ausbrüche in Gemeinschaftseinrichtungen (z. B. Schulen, Kindertagesstätten, Krankenhäusern etc.) und Passagierschiffen. Es wird davon ausgegangen, dass etwa die Hälfte aller akuten Gastroenteritiden in Deutschland diesem Virus zuzuschreiben ist.

Erreger

Noroviren sind **hochinfektiöse RNS-Viren** mit verschiedenen Genotypen, die in der Regel nur eine kurzzeitige Immunität hinterlassen.

Übertragung

Die Übertragung erfolgt aerogen und fäkal-oral durch direkten Kontakt mit Stuhl und Erbrochenem oder indirekt über kontaminiertes Trinkwasser und kontaminierte Lebensmittel. Auch eine Schmierinfektion über kontaminierte Gegenstände wie Türklinken ist möglich.

Klinik

Nach einer **kurzen Inkubationszeit** von nur 10–50 Stunden beginnt die **höchst akute Symptomatik:**

- Wässrige Diarrhö
- Schwallartiges Erbrechen
- Allgemeine Symptome: starkes Krankheitsgefühl, Muskel-/Gliederschmerzen, Tenesmen
- Fieber kommt nur selten vor

Nach 1–3 Tagen sistiert die Symptomatik i. d. R. spontan.

Diagnostik

Der Nachweis von Noroviren im Stuhl erfolgt mittels PCR oder Antigentest. Im Rahmen eines Ausbruchs ist der Nachweis bei 3 Betroffenen ausreichend. Weitere (Brech-)Durchfälle im direkten Umfeld werden im klinischen Alltag durch den epidemiologischen Zusammenhang ebenfalls als Norovirusinfektionen gewertet.

Therapie

Die Therapie erfolgt symptomatisch durch adäquate Rehydrierung. Insbesondere Kinder und ältere Menschen sind durch den massiven Flüssigkeitsverlust von Exsikkose bedroht.

Prävention

- Standardmaßnahmen bei fäkal-oral übertragbaren Infektionskrankheiten
- Meldepflicht nach IfSG

Durch die hohe Infektiosität und die kurze Inkubationszeit kommt es sehr leicht zu großen Ausbrüchen. Daher sind besondere Vorsichtsmaßnahmen geboten:
- Sofortige Isolation aller betroffenen Patienten
- Betroffene können gemeinsam isoliert werden (Kohortenisolation).

- Arbeitsverbot für betroffene Mitarbeiter
- Desinfektion der Hände mit viruzider Wirkung
- Flächendesinfektion
- Aufklärung von Patienten und Personal
- Schutzkleidung bei jedem Patientenkontakt

■ CHECK-UP

- ☐ Durch welche Symptome zeichnet sich eine Norovirusinfektion aus?
- ☐ Welche Präventionsmaßnahmen müssen bei Verdacht auf eine Norovirusinfektion eingeleitet werden?
- ☐ Welche Personengruppen sind bei einer Norovirusinfektion besonders gefährdet?

Clostridium-difficile-Infektion

■ Epidemiologie

Diese Erreger kommen ubiquitär in Böden und Staub vor und verursachen ein Fünftel aller antibiotikaassoziierten Diarrhöen und fast alle pseudomembranösen Kolitiden (95 %). Die Häufigkeit insbesondere als nosokomiale Infektion nimmt zu.

■ Erreger

Der Erreger ist ein sporenbildendes, grampositives Stäbchen, das ausschließlich anaerob wächst. Es ist zur Bildung von 2 Toxinen in der Lage:
- Toxin A (Enterotoxin, führt zu sekretorischer Diarrhö)
- Toxin B (Zytotoxin, schädigt die Darmmukosa)

■ Übertragung

Die Übertragung erfolgt fäkal-oral, auch bei einer nosokomialen Infektion durch Verbreitung über das Klinikpersonal. Einer der größten Risikofaktoren ist eine vorausgehende Behandlung mit Antibiotika.

■ Klinik

Ungefähr die Hälfte aller Säuglinge und Krankenhauspatienten ist mit den Bakterien asymptomatisch besiedelt. Kommt es zur Infektion, so werden zwei Krankheitsbilder unterschieden:
- Clostridium-difficile-assoziierte Diarrhö (CDAD)
- Pseudomembranöse Enterokolitis (PMC)

Nachstehende Symptome sind typisch:
- Blutige Diarrhö mit charakteristischem Geruch
- Tenesmen
- Fieber
- Beginn wenige Tage nach Antibiotikagabe
- Bei schweren Verläufen drohen Ileus, toxisches Megakolon und Kolonperforation.

■ Diagnostik

Dem Nachweis einer Clostridium-difficile-Infektion dienen die folgenden Tests:
- **Toxinnachweis** bei Diarrhö oder toxischem Megakolon
- **Endoskopie** mit Nachweis einer pseudomembranösen Enterokolitis
- **Histopathologischer Hinweis** auf eine Clostridium-difficile-Infektion

■ Therapie

In der Therapie ist schon bei Verdacht auf eine Clostridium-difficile-Infektion das sofortige Absetzen des auslösenden Antibiotikums vorrangig. Zudem ist eine symptomatische Therapie der Diarrhö angezeigt. Eine spezifische Therapie erfolgt mit Metronidazol oder Vancomycin (wirkt nur oral!).

■ Prävention

Man sollte sich immer fragen, ob eine Antibiose wirklich indiziert ist. Von großer Bedeutung ist die strikte Einhaltung der Hygienemaßnahmen im Krankenhaus. Alkohol und Händedesinfektionsmittel sind gegen Sporen relativ unwirksam, daher unbedingt Handschuhe tragen und gründlich Hände waschen! Betroffene Patienten sollten im Einzelzimmer isoliert werden, ggf. können Betroffene auch gemeinsam isoliert werden (Kohortenisolation).

Tab. 9.1 Gastroenteritiserreger (Toxine), mittlere Inkubationszeiten und häufige Symptome

Erreger	Inkubationszeit	Symptome
Bacillus-cereus-Toxin I	1–5 h	E[1]
Bacillus-cereus-Toxin II	6–16 h	D[2], AS[3]
Staphylococcus-aureus-Toxin	1–6 h	E, D, AS
Clostridium-botulinum-Toxin	12–36 h	E, D, AS + neurologische S.
Norovirus	12–48 h	E, D, AS
Rotavirus	1–3 d	E, D, F[4]
Salmonella enteritidis	1–3 d	E, D, AS, F
Shigella spp.	1–4 d	E, D, AS, F
Campylobacter	2–5 d	D, AS, F
Amöbenruhr	1–4 Wo.	D, AS, F
Ascaris	8 Wo. (Präpatenz)	AS + andere[5]

[1] E = Erbrechen
[2] D = Diarrhö
[3] AS = Abdominalschmerz
[4] F = Fieber
[5] Unter anderem Malabsorption, Anämie, Wachstumsretardierung, Darmverschluss

In → Tab. 9.1 sind die Inkubationszeiten und Hauptsymptome für eine Auswahl an Gastroenteritiserregern zusammengefasst.

- **ETEC** (enterotoxinbildende Escherichia coli) sind die häufigsten Erreger der Reisediarrhö. Auch Salmonellen, Shigellen und Campylobacter jejuni werden oft bei Reisediarrhö nachgewiesen.
- **Campylobacter jejuni** ist der häufigste Erreger der bakteriellen Diarrhö in Mitteleuropa. Die Übertragung erfolgt über kontaminierte Lebensmittel. Neben Fieber, Kopf- und Gliederschmerzen zeichnet sich diese Infektion durch explosiv-wässrige oft blutige Durchfälle aus, häufig begleitet durch Tenesmen. Eine symptomatische Therapie ist in aller Regel ausreichend.
- **Rotaviren** sind für mehr als 70 % aller infektiösen Durchfälle im Säuglings- und Kleinkindalter verantwortlich. Die Übertragung erfolgt fäkal-oral. Eine saisonale Häufung tritt in den Wintermonaten auf. Das diagnostische Mittel der Wahl ist der Nachweis von Rotavirusantigen im Stuhl. Es gibt keine spezifische Therapie, allerdings steht eine effektive Impfung zur Verfügung (oraler Lebendimpfstoff). Ein früherer, heute nicht mehr zugelassener Impfstoff war wegen eines erhöhten Risikos für das Auftreten von Invaginationen vom Markt genommen worden. Die aktuellen Impfstoffe gelten diesbezüglich jedoch als sicher.

■ **CHECK-UP**

- ☐ Welche therapeutischen Möglichkeiten bei Clostridium-difficile-Infektion kennen Sie?
- ☐ Welche Erreger sind bei Reisediarrhö am häufigsten ursächlich?
- ☐ Wie lang sind die Inkubationszeiten bei gastrointestinalen Infektionen durch Noroviren, Rotaviren, Shigellen, Campylobacter und Amöben? Lassen sich die Symptome bei diesen Infektionen voneinander abgrenzen?
- ☐ Welche Personengruppe erkrankt besonders häufig an Diarrhöen durch Rotaviren? Was wissen Sie zur Prävention bei Rotaviren?

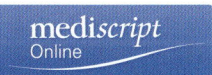

Und jetzt üben mit den wichtigsten IMPP-Fragen:
http://www.mediscript-online.de/Fragen/Vesenbeckh_Kap09
(Anleitung zum Einloggen s. Buchdeckel-Innenseite).

10 Infektionen der Leber

- Infektiöse Hepatitis 51

 Infektiöse Hepatitis

■ Erreger

Entzündungen der Leber können durch Alkohol, Medikamente und andere Noxen, Stoffwechselerkrankungen und Autoimmunerkrankungen sowie infektiöse Ursachen (Viren, Bakterien und Parasiten) ausgelöst werden. Den Virushepatitiden liegen in 95 % der Fälle eines der Hepatitisviren A–E zugrunde. Sogenannte Begleithepatitiden können jedoch auch bei einer Vielzahl anderer Viren vorkommen, insbesondere bei CMV und EBV. Wichtige Merkmale der Virushepatitiden A–E sind in → Tab. 10.1 gegenübergestellt.

■ Klinik

Die Symptome der Virushepatitiden erlauben i. d. R. keine Unterscheidung zwischen den einzelnen Subtypen. Verlauf und Prognose hingegen unterscheiden sich deutlich:

- Prodromalstadium
  - Grippale Symptome (subfebrile Temperaturen, Abgeschlagenheit)
  - Gastrointestinale Symptome (Appetitlosigkeit, Übelkeit, Druckschmerz im rechten Oberbauch, evtl. Diarrhö)
  - Arthralgien, evtl. Exanthem
- Hepatische Organmanifestation
  - Ikterus (nach Auftreten des Ikterus Besserung der Befindlichkeit)
  - Juckreiz
  - Hepatomegalie, Splenomegalie, evtl. Lymphadenopathie
  - Gegebenenfalls Cholestasezeichen, im Verlauf ggf. Zeichen einer Leberzirrhose
- Extrahepatische Manifestationen
  - Arthralgie, Exanthem

Aus einer akuten Hepatitis B, C oder D kann sich eine Viruspersistenz entwickeln, wenn das Virus innerhalb der ersten 6 Monate der Infektion nicht eliminiert werden kann (Carrier-

Tab. 10.1 Merkmale der Virushepatitiden A–E

Hepatitis	A	B	D[1]	C	E
Virus	HAV	HBV	HDV	HCV	HEV
Nukleinsäure	RNS	DNS	RNS	RNS	RNS
Inkubationszeit	15–50 d	30–180 d	30–180 d	15–180 d	15–60 d
Übertragung					
Fäkal-oral	+	-	-	-	+
Blut/NSV	(-)	+	+	+	(-)
Sexuell	(-)	+	+	(+)	(-)
Perinatal	-	+	+	+	-
Chronifizierung	-	+	+	+	-
Fulminanter Verlauf	0,2 %	1 %	› 2 %	sehr selten	Bis 3 %, Schwangere bis 20 %
Impfung	+	+	+ (B)	-	-
Kausaltherapie	-	+	+ (B)	+	-

[1] Das Hepatitis-D-Virus kann nur gemeinsam mit dem Hepatitis-B-Virus (simultane Infektion) oder auf bereits HBV-Infizierte (Superinfektion) übertragen werden. Eine Impfung gegen HBV schützt demnach auch vor HDV.

10 Infektionen der Leber

Status). Bestehen gleichzeitig weiterhin biochemische und/oder histopathologische Hinweise auf eine Hepatitis, liegt eine chronische Hepatitis vor.

Hepatitis B
In → Abb. 10.1 sind die verschiedenen Verlaufsformen der HBV-Infektion des Erwachsenen schematisch dargestellt.

Hepatitis C
In → Abb. 10.2 sind die verschiedenen Verlaufsformen der HCV-Infektion des Erwachsenen schematisch dargestellt.

Ist eine Hepatitis im Lauf von 6 Monaten noch nicht ausgeheilt, spricht man von chronischer

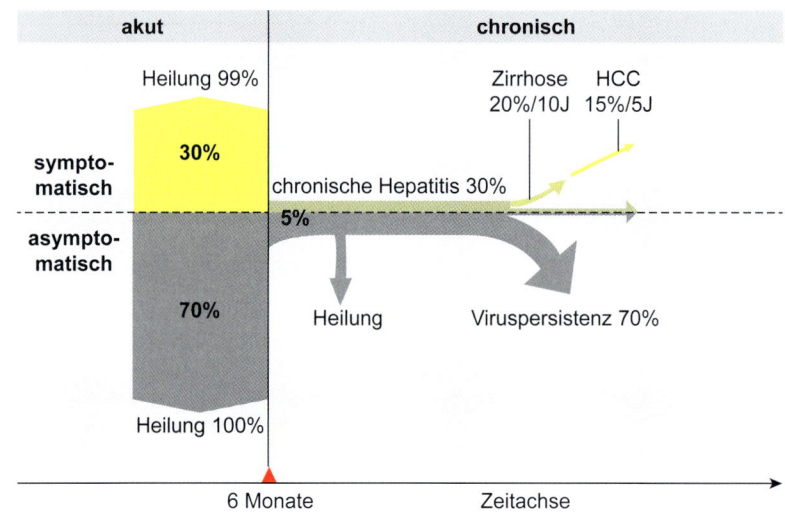

Abb. 10.1 Anteil der symptomatischen/asymptomatischen und akuten/chronischen Verläufe bei HBV-Infektionen des Erwachsenen (im Kindesalter deutlich mehr chronische Verläufe).

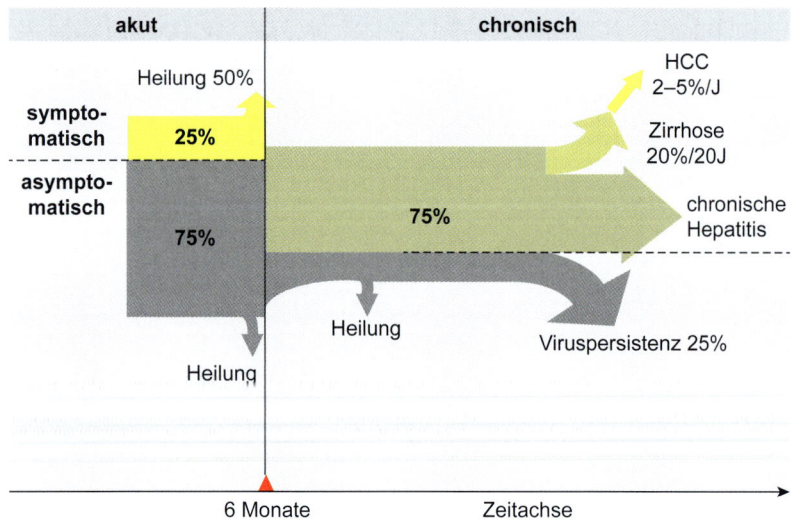

Abb. 10.2 Anteil der symptomatischen/asymptomatischen und akuten/chronischen Verläufe bei HCV-Infektionen des Erwachsenen (im Kindesalter deutlich weniger chronische Verläufe).

Hepatitis. Im Fall der persistierenden Hepatitis B sind HB_s-Ag oder Marker für Virusreplikation (HB_e-Ag, HBV-DNA) nachweisbar, ohne dass es zur Serokonversion mit Bildung von Anti-HB_e oder Anti-HB_s kommt.

■ Diagnostik

Allgemeine Diagnostik
- **Anamnese:** Risikofaktoren, Reiseanamnese

Labordiagnostik:
- Transaminasenerhöhung (De Ritis-Quotient GOT/GPT <1)
- Gegebenenfalls Erhöhung von GGT und AP bei Cholestase
- Gegebenenfalls Bilirubinerhöhung bei Ikterus

Apparative Diagnostik: Abdomensonografie, Leberbiopsie

Spezielle Diagnostik der Virushepatitis (→ Tab. 10.2 und → Tab. 10.3)

Einen Hinweis auf eine **akute Infektion** gibt der serologische Nachweis von IgM (HAV, HDV, HEV). Für HCV gibt es keinen geeigneten serologischen Marker. Bei HBV ist die serologische Diagnostik ein wenig komplexer. Bei V. a. frische HBV-, HCV- oder HDV-Infektion sollten umgehend Viruslast und Genotyp bestimmt werden, da sie Therapie und Prognose mitbestimmen (HBV: 9 Genotypen A–I, HCV 6 Genotypen 1–6).

Einen **Hinweis auf Infektiosität** liefert ein entsprechender Genomnachweis mittels PCR aus geeignetem Material. Wird die Viruslast bestimmt (quantitative PCR), kann auch eine Aussage zum Grad der Infektiosität gemacht werden:

Je mehr Virusgenom nachweisbar ist, desto höher die Infektiosität.

Hepatitis B

■ Therapie

Für die meisten Formen der Virushepatitiden gibt es nur eine symptomatische Therapie, bei Hepatitis B und C wird der Einsatz von Alpha-Interferon und antiviralen Substanzen empfohlen.

Hepatitis B

Da die meisten der akuten Hepatitis-B-Infektionen spontan ausheilen, ist hier i. d. R. eine symptomatische Therapie ausreichend. Bei allen Patienten mit chronischer Hepatitis B ist jedoch eine spezifische Therapie zu erwägen, insbesondere bei
- Leberzirrhose oder
- hoher Viruslast oder
- wiederholt erhöhten Transaminasen sowie
- entzündlichem Befund in der Leberbiopsie.

Ziel einer spezifischen Therapie ist es, die HBV-DNS dauerhaft unterhalb die Nachweisgrenze zu senken und die vollständige Serokonversion (HB_s-Ag zu Anti-HB_s) zu erreichen. Es bestehen nachstehende Therapieoptionen:

Akute Hepatitis B: keine spezifische Therapie

Tab. 10.2 Diagnostik der infektiösen Hepatitiden

Hepatitis	A	B	D	C	E
Serologischer Nachweis einer akuten Infektion	Anti-HAV-IgM	Anti-HB_c-IgM	Anti-HDV-IgM	-	Anti-HEV-IgM
Nachweis von Infektiosität	HAV-RNS (Stuhl)	HBV-DNS (Blut) HB_s-Ag HB_e-Ag	HDV-RNS (Blut)	HCV-RNS (Blut)	HEV-RNS (Stuhl)

Tab. 10.3 Weiterführende Diagnostik bei HBV-Infektion

	Antigennachweis		Antikörpernachweis				DNS-Nachweis
	HB_s-Ag	HB_e-Ag	Anti-HB_c	Anti-HB_c IgM	Anti-HB_e	Anti-HB_s	HBV-DNS
Akute Infektion	+	+	+	+	-	-	+
Durchgemachte Infektion	-	-	+	-	(+)	+	-
Z. n. Impfung	-	-	-	-	-	+	-

10 Infektionen der Leber

Chronische Hepatitis B:
- **Alpha-Interferon**
  - Präparate: Peginterferon-alfa-2a (Peg-IFN)
  - Indikation: hohe entzündliche Aktivität, hohe Transaminasen, niedrige Viruslast
  - Therapiedauer: 24–48 Wochen
- **Antivirale Substanzen (Nukleosid- und Nukleotidanaloga)**
  - Präparate: Entecavir, Tenofovir, Lamivudin
  - Indikation: Versagen oder Kontraindikationen gegen Peginterferon, niedrige entzündliche Aktivität
  - Therapiedauer: 6–12 Monate nach Konversion von HB_e-Ag zu Anti-HB_e

Hepatitis C
Bei Hepatitis C sollte die akute und die chronische Verlaufsform therapiert werden, wobei die Therapie der akuten Hepatitis C in > 95 % der Fälle zu sehr gutem Erfolg führt. Es bestehen folgende Therapieoptionen:

Akute Hepatitis C:
- **Peginterferon**
  - Präparate: Peginterferon-alfa-2a (Peg-IFN)
  - Therapiedauer: 24 Wochen

Chronische Hepatitis C:
- **Peginterferon + Ribavirin (+ Proteaseinhibitoren bei HCV-Genotyp 1)**
- Therapiedauer abhängig vom Genotyp und vom Therapieansprechen (GT 2 und 3: 24 Wochen, GT 1, 4, 5, 6: 24–72 Wochen)

- Die akute **Hepatitis B** bedarf keiner spezifischen Therapie. Die chronische Hepatitis B sollte einer spezifischen Therapie mit Alpha-Interferon oder Nukeosid- und Nukleotidanaloga unterzogen werden.
- Bei der **Hepatitis C** ist die akute und chronische Verlaufsform zu therapieren. Die akute mit Peginterferon, die chronische mit einer Kombination aus Peginterferon + Rivabirin (+ Proteaseinhibitor beim Genotyp 1).

■ Prävention

HAV, HEV:
- Nahrungsmittel- und Trinkwasserhygiene
- Händedesinfektion
- Schutzimpfung (HAV)
- Lebenslanger Schutz nach durchgemachter Infektion (HAV, HEV)

HBV, HCV, HDV:
- Blutspenderscreening
- Geschützter Geschlechtsverkehr
- Kein "Needle Sharing" unter i. v. Drogenabhängigen
- Arbeitsmedizinische Vorsorge (Handschuhe, steriles Arbeiten), ggf. Postexpositionsprophylaxe bei Exposition
- HB_s-Ag-Screening aller Schwangeren ab der 32. SSW, ggf. postexpositionelle Neugeborenenprophylaxe
- Schutzimpfung HBV (indirekt dadurch auch gegen HDV)

■ CHECK-UP

- ☐ Nennen Sie verschiedene Ursachen für eine Hepatitis.
- ☐ Wie unterscheidet sich das serologische Bild einer durchgemachten Hepatitis B von dem einer zurückliegenden Impfung?
- ☐ Wie weisen Sie eine akute Infektion mit HAV, HBV, HCV, HDV und HEV nach?
- ☐ Wie unterscheiden sich Übertragungsweg, Prävention und Therapie der verschiedenen Virushepatitiden?

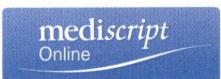

Und jetzt üben mit den wichtigsten IMPP-Fragen:
http://www.mediscript-online.de/Fragen/Vesenbeckh_Kap10
(Anleitung zum Einloggen s. Buchdeckel-Innenseite).

11 Infektionen des ZNS

- Meningitis 55
- Enzephalitis 57

Meningitis

■ Epidemiologie

Meningokokken gehören in Deutschland am häufigsten der Serogruppe B (65 %) und der Serogruppe C (25 %) an. Bis zu 10 % der Deutschen sind asymptomatische Keimträger. Bis zu 80 % der Meningitisfälle betreffen Personen unter 20 Jahren.

■ Erreger

Eine Meningitis hat meist eine infektiöse Ursache. Neben Bakterien und Viren müssen in seltenen Fällen auch Pilze (Aspergillen) und Protozoen (Toxoplasmen) in Betracht gezogen werden.
Die häufigsten und gefürchtetsten Erreger sind Bakterien, wobei in Abhängigkeit vom Lebensalter verschiedene Erreger unterschiedlich häufig vorkommen:
- Säuglinge: E. coli, Enterobacter, Listerien, Gruppe-B-Streptokokken
- Kinder: am häufigsten Meningokokken (> 50 %) und Haemophilus influenzae in Ungeimpften
- Erwachsene: am häufigsten Pneumokokken (50 %) und Meningokokken (30 %)
- Ältere Menschen (Abwehrschwäche): Listerien

Die virale Meningitis wird am häufigsten von Enteroviren ausgelöst. HSV und VZV führen zu besonders gefürchteten Erkrankungen. Andere virale Erreger sind u. a. Influenzavirus, FSME-Virus und HI-Virus.

■ Klinik

- Hohes Fieber
- Kopfschmerz
- Nackensteifigkeit (Meningismus)
- Fotophobie, Opisthotonus
- Bewusstseinsstörung

Gefürchtete Komplikation bei bakterieller Meningitis (meist Meningokokken) ist das Waterhouse-Friderichsen-Syndrom: Verbrauchskoagulopathie (DIC) mit Hauteinblutungen und Nebennierenthromben (hämorrhagische Nekrose) und Schock

> Virale Meningitiden verlaufen ebenfalls meist hochakut, heilen aber häufig spontan und ohne Folgeschäden aus.

■ Diagnostik

Neben einer Liquorpunktion kann eine klinische Untersuchung wichtige Hinweise auf Meningitis liefern:
- Petechiales Exanthem bei Meningokokkenmeningitis
- Lasègue-Zeichen
- Kernig-Zeichen
- Brudzinski-Zeichen

Ein weiteres Verfahren zur Diagnostik von Meningokokken, Pneumokokken und Haemophilus influenzae b ist der sogenannte Latexagglutinationstest. In → Tab. 11.1 sind wichtige Aspekte zur Differenzialdiagnose infektiöser Meningitiden zusammengefasst.

■ Therapie

Bereits bei Verdacht auf eine bakterielle Meningitis sollte umgehend nach der Liquorpunktion und der Abnahme von Blutkulturen eine meningokokkenwirksame antibiotische Therapie mit Cephalosporin der 3. Generation (Ceftriaxon, Cefotaxim) und Ampicillin eingeleitet werden. Bei Verdacht auf Herpes-Meningitis (HSV, VZV) sollte umgehend eine antivirale Therapie mit Aciclovir verabreicht werden.

> Die Liquorpunktion darf die Therapieeinleitung nicht verzögern. Sollte diese nicht umgehend durchgeführt werden können, so muss die Therapie im Zweifelsfall vor der Punktion begonnen werden.

11 Infektionen des ZNS

Tab. 11.1 Besonderheiten zur Differenzialdiagnose infektiöser Meningitiden

Erreger	Liquordiagnostik		Klinische Besonderheiten	Spezifische Therapie
Bakterien	• Eiweiß/Laktat ↑ • Glukose ↓	Zellzahl ↑↑ (Granulozyten)		
Meningokokken (gramnegative Diplokokken)			• Hochakuter Verlauf • Sofortige Therapie • Gefahr von Waterhouse-Friderichsen-Syndrom • Isolation des Patienten	Cephalosporin (3. Generation) + Ampicillin
Listerien (grampositive Stäbchen)			Besonders häufig Immunsupprimierte, Säuglinge und Ältere	Ampicillin + Gentamicin
Tuberkulose (säurefeste Stäbchen)		Zellzahl ↑ (Lymphozyten)	• Subakuter Verlauf über Wochen • Basale Meningitis mit Hirnnervenausfällen	Antituberkulotika + Kortikosteroide
Viren	Laktat ↓			
HSV PCR-Diagnostik			• Meist als Meningo-Enzephalitis • Temporallappen mit Wernicke-Aphasie und Epilepsie • Sofortige Therapie	Aciclovir

■ Prävention

Zur Prävention einer Meningokokkeninfektion erfolgt die Impfung von Risikogruppen (auch des Laborpersonals) und die postexpositionelle Chemoprophylaxe bei engen Kontaktpersonen (→ Kap. 20).

- Die tetravalente Meningokokkenimpfung erfasst die Serogruppen A, C, W135 und Y. Gegen die in Deutschland prädominierende Serogruppe B gibt es derzeit keinen Impfstoff. Die STIKO empfiehlt jedoch die Impfung gegen die Serogruppe C.
- Seit der Einführung des Haemophilus-influenzae-b-Impfstoffes sind Meningitiden, die durch dieses Bakterium ausgelöst werden, sehr selten geworden.
- Weiterhin gibt es Impfstoffe gegen FSME und Pneumokoken.

■ CHECK-UP

- ☐ An welche Form der Meningitis denken Sie am ehesten beim Nachweis grampositiver Stäbchen im Liquor? An welche beim Nachweis von gramnegativen Stäbchen, gramnegativen Diplokokken oder grampositiven Diplokokken?
- ☐ Wie lassen sich virale von bakteriellen Meningitiden unterscheiden?
- ☐ Welche Schritte leiten Sie bei Verdacht auf bakterielle Meningitis ein? Bedenken Sie Diagnostik, Therapie und Ausbruchsmanagement.
- ☐ Gegen welche Meningitiserreger kann man sich in Deutschland impfen lassen?

Enzephalitis

■ Erreger

In etwa. 10–20 % aller Fälle liegt eine Infektion mit HSV zugrunde. Die folgenden viralen Erkrankungen können ebenfalls mit einer Enzephalitis einhergehen: Japanische Enzephalitis, FSME, Influenza, Tollwut, Masern, Mumps, Röteln. Zu den bakteriellen Erregern einer Enzephalitis gehören u. a. Salmonella typhi, Listerien und Borrelien.

■ Klinik, Diagnostik und Therapie der HSV-Enzephalitis

Klinik
- Fieber
- Kopfschmerz
- Übelkeit, Müdigkeit
- **Plötzliche Herdsymptome:**
  - **Meist Temporallappen** betroffen
  - Fokal-epileptische Anfälle
  - Aphasien

Ohne adäquate Behandlung beträgt die Letalität der Herpes-Enzephalitis ungefähr 80 %. Häufig treten nach durchgemachter Infektion Folgeschäden (u. a. Paresen) auf.

Diagnostik
- Lumbalpunktion zum Erregernachweis (PCR)
- EEG, CT und MRT können einen Hinweis auf temporalen Herdbefund geben.

Therapie
Bereits bei Verdacht auf Herpes-Enzephalitis (HSV, VZV) sollte umgehend eine spezifische Therapie mit Aciclovir oder Valaciclovir eingeleitet werden.

■ CHECK-UP
- ☐ Nennen Sie 5 Erreger, die mit einer Enzephalitis einhergehen können.
- ☐ Durch welchen klinischen Befund zeichnet sich die HSV-Enzephalitis aus?

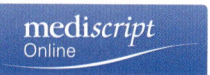

Und jetzt üben mit den wichtigsten IMPP-Fragen:
http://www.mediscript-online.de/Fragen/Vesenbeckh_Kap11
(Anleitung zum Einloggen s. Buchdeckel-Innenseite).

12 Infektionen des Knochens

- Osteomyelitis und Spondylitis 59

 ## Osteomyelitis und Spondylitis

- **Osteomyelitis:** entzündliche Erkrankung von Knochen und Knochenmark
- **Spondylitis:** entzündliche Erkrankung der Wirbelsäule
- **Spondylodiszitis:** entzündliche Erkrankung von Wirbelsäule und Bandscheibe

■ Erreger

- Meist Staphylococcus aureus
- Mycobacterium tuberculosis
- Kinder: Streptococcus pyogenes, Haemophilus influenzae

Bei Befall der Wirbelsäule ist differenzialdiagnostisch an Knochentuberkulose zu denken: spezifische Spondylitis.

■ Übertragung

Entzündliche Erkrankungen des Knochens entwickeln sich entweder hämatogen im Rahmen einer Bakteriämie (endogen), iatrogen infolge von operativen Eingriffen oder posttraumatisch (exogen).

■ Klinik

Osteomyelitis
Allgemeinsymptome sind
- Fieber,
- Schüttelfrost,
- Abgeschlagenheit,
- plötzlich auftretende lokale Schmerzen,
- eventuell eine Schonhaltung und Schwellung.

Bei Erwachsenen sind zudem meist Femur oder Tibia betroffen.

Aus einer akuten Osteomyelitis kann sich eine chronische entwickeln. Patienten mit **chronischer Osteomyelitis** zeigen im Vergleich zu akut Erkrankten deutlich weniger Allgemeinsymptome. Es kann jedoch zur Ausbildung von Fisteln mit Eitersekretion kommen.

Spondylitis, Spondylodiszitis
Allgemeinsymptome sind
- Rückenschmerzen,
- eine Fehl- und Schonhaltung sowie
- Lähmungserscheinungen, wenn es zur Wurzelkompression kommt.

Es besteht die Gefahr der Abszedierung und Querschnittslähmung.

Die **spezifische Spondylitis** durch **Mycobacterium tuberculosis** (Knochentuberkulose) nimmt analog zur Lungentuberkulose einen eher schleichenden Verlauf über Monate oder Jahre hinweg. Auch für die Knochentuberkulose ist eine B-Symptomatik mit subfebrilen Temperaturen, Nachtschweiß und Gewichtsverlust charakteristisch. Im Verlauf kann es zur Bildung von Blockwirbeln (**Gibbus**) und zu Senkungsabszessen kommen. Die Therapie der Knochentuberkulose unterscheidet sich nicht von derjenigen der Lungentuberkulose (→ Kap. 8).

■ Diagnostik

- Deutliche Entzündungszeichen im Labor: CRP ↑, BSG ↑, Leukozytose
- Bildgebung:
  - Sonografie
  - Röntgen
  - MRT, CT mit Kontrastmittel
  - Szintigrafie
- Mikrobiologie, Histologie:
  - CT-gesteuerte Punktion zur Materialgewinnung
  - Asservierung von Proben im Fall einer chirurgischen Sanierung
  - Blutkulturen

12 Infektionen des Knochens

■ Therapie

- Bereits bei Verdacht Gabe eines Breitbandantibiotikums:
  - Flucloxazillin bei V. a. Staphylococcus aureus
  - Linezolid bei V. a. MRSA
  - Clindamycin (gut gewebegängig)
  - Gegebenenfalls Umstellen nach Antibiogramm
- Gegebenenfalls chirurgische Sanierung des Infektionsherdes: immer bei Beteiligung von Fremdkörpern
- Ruhigstellen der Extremität

■ CHECK-UP

- ☐ Nennen Sie die typischen Symptome einer Osteomyelitis.
- ☐ Welcher Erreger ist in Deutschland am häufigsten als Ursache einer Osteomyelitis zu finden? Welche Therapiestrategie wählen Sie bei dieser Erkrankung?
- ☐ Wie behandeln Sie die spezifische Spondylitis?

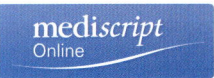

Und jetzt üben mit den wichtigsten IMPP-Fragen:
http://www.mediscript-online.de/Fragen/Vesenbeckh_Kap12
(Anleitung zum Einloggen s. Buchdeckel-Innenseite).

13 Infektionen des Urogenitaltrakts

- Harnwegsinfekt: Urozystitis und Pyelonephritis 61
- Kolpitis 62
- Sexuell übertragbare Infektionen 62

Harnwegsinfekt: Urozystitis und Pyelonephritis

■ Epidemiologie

Harnwegsinfektionen (HWI) gelten als die häufigsten bakteriellen Infektionen des Menschen. Das weibliche Geschlecht ist aufgrund anatomischer (kurze Harnröhre) und funktioneller Gegebenheiten häufiger betroffen. Ältere Männer mit Prostatahyperplasie und Schwangere sind ebenfalls häufig betroffen. Im Krankenhaus kommen Harnwegsinfektionen bei Patienten mit Blasenkathetern gehäuft vor.

■ Erreger

Ein Harnwegsinfekt entsteht i. d. R. durch aufsteigende Bakterien der Darmflora. Es kommen Mono- und Mischinfektionen vor. Eine Vielzahl von Erregern kommt infrage. Am häufigsten sind gramnegative Stäbchen:
- **Ambulant erworbener HWI** (nach Häufigkeit):
  - E. coli
  - Staphylococcus saprophyticus (besonders bei jungen Frauen im Rahmen einer „Honeymoon-Zystitis")
  - Proteus spp.
  - Klebsiella spp.
- **Nosokomial erworbener HWI:**
  - Pseudomoas spp.
  - Enterokokken

■ Klinik

Harnwegsinfekte (HWI) können nach ihrer Lokalisation in untere (Harnblase und Harnröhre betreffend) und obere HWI (Nierenbecken und Harnleiter betreffend) eingeteilt werden:
- **Urethrozystitis** (Entzündung von Harnblase und Harnröhre):
  - Dysurie (erschwertes Wasserlassen)
  - Algurie (Schmerzen beim Wasserlassen)
  - Pollakisurie (vermehrter Harndrang)
  - Hämaturie (bei hämorrhagischer Zystitis)
- **Pyelonephritis** (Entzündung des Nierenbeckens):
  - Fieber, Schüttelfrost
  - Flankenschmerz
  - Dysurie

Klinisch werden **unkomplizierte von komplizierten HWI** unterschieden:
- Unkompliziert: Abwesenheit von Risikofaktoren (funktionelle oder anatomische Anomalien, Nierenfunktionsstörungen, Begleiterkrankungen wie Diabetes mellitus)
- Kompliziert: jede HWI bei Kindern, Männern oder Schwangeren sowie beim Vorliegen eines Risikofaktors (Harnabflussstörung, Vesiko-uretero-renaler Reflux, Blasenkatheter, Abwehrschwäche)

Von **rezidivierenden HWI** spricht man bei ≥ 2 HWI innerhalb von 6 Monaten oder bei ≥ 3 HWI innerhalb eines Jahres.

■ Diagnostik

- Klinische Untersuchung: Klopfschmerz im Nierenlager als Hinweis auf Pyelonephritis
- Nach Möglichkeit Untersuchung des morgendlichen Mittelstrahlurins (umgehender gekühlter Transport ins Labor)
  - Bakteriurie (signifikant ab > 10^5/ml)
  - Nitrit positiv
  - Leukozyturie
  - Proteinurie
  - Hämaturie
- Urinkultur zum Erregernachweis (und Antibiogramm)

13 Infektionen des Urogenitaltrakts

■ Therapie

- Symptomatische Therapie: viel trinken, häufige Blasenentleerungen
- Kausale Therapie von Risikofaktoren (komplizierte HWI)
- Antibiotische Therapie der **Urethrozystitis** mit Nitrofurantoin oder Fosfomycin
- Antibiotische Therapie der **Pyelonephritis** mit Ciprofloxazin oder Levofloxazin

> Die **asymptomatische Bakteriurie** ist definiert als das Vorliegen einer symptomlosen signifikanten Bakteriurie. Sie bedarf i. d. R. keiner Behandlung. In der Schwangerschaft muss sie jedoch immer behandelt werden (antibiogrammgerechte Therapie, z. B. Cephalosporine).

■ CHECK-UP

- ☐ Wie ist die asymptomatische Bakteriurie definiert und unter welchen Umständen sollte sie behandelt werden?
- ☐ Wie diagnostizieren Sie einen Harnwegsinfekt?
- ☐ Bei welchen Symptomen müssen Sie an das Vorliegen einer Pyelonephritis denken?

Kolpitis

Dank des sauren pH-Milieus der Vaginalflora kommt es nur selten zu Infektionen der Vagina. Wird das physiologische Gleichgewicht gestört, können u. a. folgende Infektionen auftreten:

■ Bakterielle Vaginose (Aminkolpitis)

Der bakteriellen Vaginose liegt meist eine Infektion mit **Gardnerella vaginalis** zugrunde. Typisch ist ein dünnflüssiger Ausfluss mit einem häufig fischartigen Geruch. Die Patientinnen klagen über Juckreiz und Brennen.

Diagnostik
Durch den Amintest (lokale Anwendung von Kalilauge) lässt sich eine Zunahme des Fischgeruchs wahrnehmen.

Therapie
Die Therapie erfolgt durch Gabe von Metronidazol.

■ Vaginalmykose (Soorkolpitis)

Der Haupterreger ist **Candida albicans.** Immunschwäche und Diabetes mellitus prädisponieren für eine Infektion. Typisch ist ein weißlich krümeliger Ausfluss und eine lokale Rötung. Auch hier klagen die Patientinnen über Juckreiz und Brennen.

Diagnostik
Nativabstrich mit Nachweis von Pseudomyzel

Therapie
Die Therapie erfolgt durch die lokale Anwendung von Clotrimazol oder Nystatin.

■ CHECK-UP

- ☐ Wie können Sie eine Soorkolpitis von einer Aminkolpitis unterscheiden? Kennen Sie einen weiteren Erreger der ebenfalls Ursache einer Kolpitis sein kann? Wie behandeln Sie die verschiedenen Formen der Kolpitis?

Sexuell übertragbare Infektionen

Die Übertragung erfolgt über ungeschützten Geschlechtsverkehr. Die Infektionen verlaufen häufig asymptomatisch und verbreiten sich daher rasch.

> **Sexuell übertragbare Infektionen (Sexually Transmitted Infections, STI)**
> - Auch asymptomatische Infektionen können zu Unfruchtbarkeit führen.
> - STI-Koinfektionen treten häufig auf: immer gezielt alle STI abklären

- Lokale Läsionen im Urogenitalbereich (z. B. durch Lues, HSV) bedingen eine erhöhte Empfindlichkeit gegenüber Infektionen mit anderen STI (z. B. HIV)
- An Untersuchung und evtl. zeitgleiche Mitbehandlung des Geschlechtspartners denken

Syphilis (Lues)

Die Syphilis wird durch das Bakterium Treponema pallidum ausgelöst. Die Inkubationszeit beträgt in der Regel 14–24 Tage. Die Erkrankung verläuft in Stadien:

Frühsyphilis
- L1: **Primärstadium** mit **Ulcus durum (harter Schanker):**
  - Hochinfektiöse genitale Läsion, schmerzlos, induriert, gerötet, nässend
  - Zusätzlich Schwellung der Leistenlymphknoten
- L2: **Sekundärstadium** mit **Condylomata lata (breite Kondylome):**
  - Zusätzlich weitere Haut- und Schleimhautmanifestationen (Plaques muqueuses, Haarausfall, Exantheme, papulöse Syphilide)

Spätsyphilis
- L3: Im **Tertiärstadium** können alle Organe betroffen sein.
  - Typisch ist gummiartiger Eiter und nekrotischer Zerfall (sogenannte **Gummen**)
  - Tuberöse Syphilide (Haut), Mesaortitis syphilitica (Aortenaneurysma)
- L4: **Neurosyphilis:**
  - Tabes dorsalis (Hinterstrangdemyelinisierung mit lanzierenden Schmerzen, Ataxie und Sensibilitätsverlust)
  - Argyll-Robertson-Phänomen (Engstellung der Pupillen, reflektorische Pupillenstarre bei erhaltener Konvergenzreaktion)

Diagnostik
- Direkter Nachweis: Dunkelfeldmikroskopie, Fluoreszenzmikroskopie, (PCR)
- Indirekter Nachweis: Serologie
  - TPHA: Treponema-pallidum-Hämagglutinationstest (zum Screening)
  - FTA-Abs: Fluoreszenz-Treponema-Antikörper-Absorptionstest (zur Bestätigung)
  - VDRL: Venereal Disease Research Laboratory Test (zur Therapiekontrolle)
- Liquorpunktion zum Ausschluss einer Neurolues
- Eine kulturelle Anzüchtung ist nicht möglich!

> Differenzialdiagnostisch wichtig ist das ebenfalls zu den STI gehörende **Ulcus molle (weicher Schanker)**, ausgelöst durch **Haemophilus ducreyi:**
> - Äußerst schmerzhafte, weiche genitale Ulzerationen, regionale Lymphknotenschwellungen
> - besonders häufig in den (Sub-)Tropen

Therapie
- Penicillin (Benzathinpenicillin i. m. bevorzugen)
- Bei Penicillin-Allergie: Doxycyclin, Erythromycin
- Mitbehandlung des Geschlechtspartners

> **Jarisch-Herxheimer-Reaktion:** Kurz nach Beginn der Therapie kann es zu Fieber und Schüttelfrost mit Kopfschmerzen und Myalgien kommen. Es handelt sich dabei nicht um eine Arzneimittelallergie! Die Ursache ist eine überschießende Immunreaktion durch Zerfallsprodukte der Bakterien, die mit Glukokortikoiden behandelt wird (kann auch bei anderen Spirochäten und Meningokokken auftreten).

Tripper (Gonorrhö)

Der Tripper wird durch das Bakterium Neisseria gonorrhoeae ausgelöst. Die Inkubationszeit beträgt 2–7 Tage.
- Mann: Urethritis mit eitrigem Ausfluss (oft morgens: Bonjour-Tropfen), begleitet von Juckreiz und Dysurie; häufig asymptomatische Verläufe (25 %)
- Frau: Urethritis mit eitrigem Ausfluss, Endometritis, Adnexitis, Zervizitis; häufig asymptomatische Verläufe (50 %)
- Die Folgen einer Infektion können reaktive Arthritiden und Unfruchtbarkeit sein.

Diagnostik
- Abstrich: PCR, Mikroskopie mit Nachweis gramnegativer Diplokokken, Kultur (spezielle Transportmedien!)

Therapie
- Die Therapie erfolgt durch Gabe von Ceftriaxon und Azithromycin
- Mitbehandlung des Geschlechtspartners!

Chlamydieninfektion

Viele dieser bakteriellen Infektionen sind asymptomatisch. Die Inkubationszeit beträgt i. d. R. 1–3 Wochen. In Abhängigkeit vom Serotyp werden 2 klinische Manifestationen urogenitaler In-

fektionen mit Chlamydia trachomatis unterschieden:
- Serotypen L1–L3: Lymphogranuloma inguinale
  - Schmerzlose herpetiforme Ulzerationen, livide Lymphknotenschwellungen inguinal, Abszess, besonders häufig in den (Sub-)Tropen
- Serotypen D–K:
  - Mann: Urethritis, Epididymidis oder Prostatitis, asymptomatisch in 50 % aller Fälle
  - Frau: Vaginitis, Salpingitis oder Unfruchtbarkeit, asymptomatisch in 80 % aller Fälle
  - Die Folgen einer Infektion können reaktive Arthritiden und Unfruchtbarkeit sein.

Diagnostik
Abstrich: PCR, Serologie, Kultur

Therapie
- Die Therapie erfolgt durch Gabe von Doxycyclin oder Makrolide
- Mitbehandlung des Geschlechtspartners!

> Eine **reaktive Arthritis** (asymmetrisch, wandernd, besonders Knie- und Sprunggelenke) tritt in 2–3 % aller Fälle ca. 2–6 Wochen nach folgenden Infektionen auf:
> - Urethritis durch Gonokokken, Chlamydia trachomatis oder Mykoplasmen (Ureaplasma urealyticum)
> - Enteritis durch Yersinien, Salmonellen, Shigellen, Campylobacter jejuni
>
> Von **Reiter-Syndrom** spricht man, wenn neben der Arthritis auch eine Urethritis und Konjunktivitis vorliegen (Reiter-Trias).

■ Humane Papillomaviren (HPV)

In Abhängigkeit vom Genotyp werden 2 Risikogruppen urogenitaler Infektionen mit humanen Papillomaviren (HPV) unterschieden:
Low-risk-Viren: HPV-Typen 6 und 11 (anogenitale Feigwarzen, Condylomata accuminata)
- Exophytische Knötchen, beetförmige Anordnung, Juckreiz

High-risk-Viren: HPV-Typen 16 und 18 (anogenitale Condylomata plana)
- Flache Kondylome, onkogen: erhöhtes Risiko für Zervixkarzinome

Diagnostik
Essigsäuretest (Weißfärbung betroffener Areale), PCR, Histologie

Therapie
Die Therapie erfolgt durch Kryotherapie, Kürettage, Elektro-/Laserkoagulation und lokale zytostatische Therapie.

■ Trichomoniasis

Die Trichomoniasis wird durch das Protozoon Trichomonas vaginalis ausgelöst. Die Inkubationszeit beträgt 5–28 Tage. Rund 70 % aller Infizierten sind asymptomatisch.
- Typisch für eine Trichomoniasis-Infektion ist ein übel riechender schaumiger, gelblich grüner Ausfluss mit Juckreiz und starkem Brennen.
- Mann: Urethritis, häufig asymptomatisch
- Frau: Kolpitis, Urethritis, Besserung während der Menstruation

Diagnostik
Mikroskopie des warmen Ausflusses (nativ): Trichomonaden (Geißeln)

Therapie
Die Therapie erfolgt durch Gabe von Metronidazol.

■ Genitaler Herpes

Der Herpes genitalis wird durch Herpes-simplex-Virus (HSV) Typ 2, seltener Typ 1, ausgelöst. Die Inkubationszeit beträgt 2–12 Tage. Etwa 50 % der **Primärinfektionen** verlaufen asymptomatisch, nur ein Drittel verläuft mit typischer Klinik:
- Mann: Bläschen, insbesondere an der Glans penis
- Frau: Vulvovaginitis herpetica mit Rötung, Brennen, Dysurie, schmerzhafte inguinale Lymphknotenschwellung
- Herpes genitalis bei **endogener Reaktivierung** (u. a. durch Stress): Bläschen, im Verlauf ulzerierend, leichtes Fieber und Krankheitsgefühl

Diagnostik
- Typische Klinik
- Bläscheninhalt: PCR, HSV-Antigen, Kultur

Therapie:
Die Therapie erfolgt durch Gabe von Aciclovir.

■ HIV

Detaillierte Informationen erhalten Sie in → Kap. 16.

■ Hepatitis B

Detaillierte Informationen erhalten Sie in → Kap. 10.

■ CHECK-UP

☐ Nennen Sie 5 sexuell übertragbare Infektionen.
☐ Was wissen Sie über Humane Papilloma-Viren?

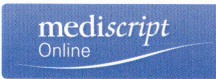

Und jetzt üben mit den wichtigsten IMPP-Fragen:
http://www.mediscript-online.de/Fragen/Vesenbeckh_Kap13
(Anleitung zum Einloggen s. Buchdeckel-Innenseite).

14 Infektionen der Haut

- Herpes zoster 67
- Skabies 68
- Molluscum contagiosum 69
- Impetigo contagiosa 70
- Erysipel 70
- Nekrotisierende Haut- und Weichteilinfektionen 71

Herpes zoster

Der Herpes zoster wird auch als Gürtelrose oder im klinischen Alltag einfach nur kurz als Zoster bezeichnet.

■ Erreger

Der Erreger des Herpes zoster ist das Varizella-Zoster-Virus (VZV), also das gleiche Virus, das auch die Windpocken auslöst. Wie alle Herpesviren persistiert auch das VZV in den Spinalganglien (und Hirnnervenganglien). Durch Reaktivierung im Rahmen einer Schwächung des Immunsystems (z. B. auch durch Stress oder im höheren Lebensalter) kann ein Herpes zoster auftreten. Der Herpes zoster gehört u. a. auch zu den AIDS-definierenden opportunistischen Erkrankungen.

> Patienten mit Herpes zoster sind nur sehr gering ansteckend. Im Vergleich zu den Windpocken ist eine aerogene Übertragung nicht möglich. Die Bläschen enthalten jedoch infektiöse Viren. Sollte es zu einer Übertragung kommen, so entstehen bei einem empfänglichen Individuum Windpocken, aber nicht unmittelbar eine Gürtelrose. Erkrankte sollten folglich jeden Kontakt zu Schwangeren meiden, wenn diese noch keine Immunität gegenüber Windpocken erworben haben.

■ Klinik

- Fieber, verminderter Allgemeinzustand
- Erythem und **Bläschen,** die entlang eines Dermatoms angeordnet sind (→ Abb. 14.1)
  - Gürtelrose: Fast immer ist nur eine Körperhälfte betroffen, meist thorakal
  - Zoster ophthalmicus (im sensorischen Innervationsgebiet des N. ophthalmicus)
  - Zoster oticus (im sensorischen Innervationsgebiet des N. facialis oder N. vestibulocochlearis)
- **Starke Schmerzen** und Hyperästhesie im betroffenen Dermatom: Die Schmerzen können den Hautveränderungen vorausgehen!

> Die Gürtelrose heilt in aller Regel folgenlos aus, allerdings kann eine **postzosterische Neuralgie** zu starken Schmerzen und deutlicher Beeinträchtigung des Alltags führen. In diesem Fall kommen trizyklische Antidepressiva oder Antiepileptika zum Einsatz.
> Beim Zoster ophthalmicus und beim Zoster oticus kann es zu bleibenden Schäden kommen:
> - Visusverlust
> - Fazialisparese, Taubheit

■ Diagnostik

Wie bei den Windpocken handelt es sich auch um eine klinische Blickdiagnose. In unklaren Fällen kann eine mikrobiologische Diagnostik erfolgen: PCR zum Virusnachweis aus dem Bläscheninhalt.

■ Therapie

Die Therapie erfolgt durch Gabe von Aciclovir oder Brivudin.

■ Prävention

Seit Kurzem steht ein Lebendimpfstoff zur gezielten Impfung gegen Herpes zoster zur Verfügung. Es handelt sich um den gleichen Wirkstoff

14 Infektionen der Haut

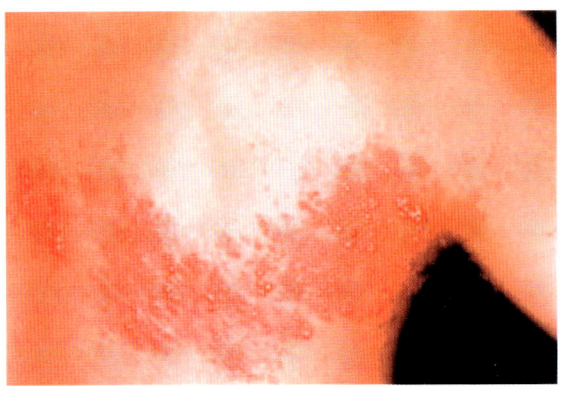

Abb. 14.1 Thorakaler Herpes zoster (rechts thorako-dorsal)

wie bei der Varizellenimpfung, jedoch in deutlich erhöhter Dosis. Der Impfstoff wird für Personen ab dem 50. Lebensjahr empfohlen, um das Risiko einer Reaktivierung im höheren Lebensalter zu mindern.

Es ist möglich, nach einer VZV-Impfung (Lebendimpfstoff) einen Herpes zoster zu entwickeln. Das Risiko ist jedoch im Vergleich zur natürlich erworbenen VZV-Infektion geringer.

■ CHECK-UP

☐ Nennen Sie die Bedingungen unter denen es zum Auftreten einer Gürtelrose kommen kann.
☐ Was wissen Sie zur postzosterischen Neuralgie?

 ## Skabies

■ Epidemiologie

Kinder sind besonders häufig betroffen. Mangelnde Hygiene ist ein prädisponierender Faktor.

■ Erreger

Bei Skabies handelt es sich um eine parasitäre Infektion der Haut. Der Erreger von Skabies ist die Krätzmilbe (Sarcoptes scabiei).

■ Übertragung

Die Übertragung erfolgt durch engen körperlichen Kontakt von Mensch zu Mensch. Erst ca. 1–3 Wochen nach der Übertragung treten erste Symptome auf, da sich die Milben zunächst fortpflanzen müssen.

■ Klinik

- Hautveränderungen: entzündliche Papeln mit eitrigen Krusten
  - Prädilektionsstellen sind Hände (palmar und Interdigitalfalten) und Füße sowie das Genitale und der Bauch
  - Der Kopf ist meist nur bei Kleinkindern befallen.
- Starker Juckreiz besonders nachts (Bettwärme!). Verstärktes Kratzen kann in der Folge zu Ekzembildung und Superinfektionen führen.

Einen Sonderfall stellt die **Scabies norvegica** dar: Unter Immunsuppression kann es zu massiver Vermehrung der Milben mit starkem generalisierten Befall kommen (inkl. Kopf). Die Haut erscheint im Verlauf zunehmend borkenartig. Typisch ist ein **verminderter Juckreiz.** Dieser ist Ausdruck einer Immunreaktion gegen Milbenantigene (verminderte Immunabwehr → verminderter Juckreiz).

■ Diagnostik

- Sichten von Milbengängen
- Mikroskopie der Milben nach deren Entfernung
- Mikroskopie von Eiern oder gelegentlich auch Kotballen

Therapie

- Gründliche Körperhygiene und -pflege
- Körperkleidung und Bettwäsche täglich waschen (Kochwäsche)
- Medikamentöse Behandlung:
  - Permethrin (topisch)
  - Benzylbenzoat (topisch)
  - Ivermectin (systemisch)

■ CHECK-UP

☐ Wodurch zeichnet sich die Scabies norvegica aus?

Molluscum contagiosum

Epidemiologie

Kinder und Patienten mit Immunschwäche sind besonders häufig betroffen.

Erreger

Das Molluscum contagiosum (Dellwarze) ist eine virale Hauterkrankung, die durch das Molluscum-contagiosum-Virus ausgelöst wird.

Übertragung

Die Übertragung erfolgt von Mensch zu Mensch als Schmierinfektion.

Klinik

- Breite Papeln (Warzen) mit typischer zentraler Eindellung (Farbe: weißlich gelb), die auf gesunder Haut aufsitzen
- Drückt man diese Warzen aus, so ergießt sich eine krümelige Masse.
- Prädilektionsstellen: Körperstamm, Extremitäten und Gesicht; vor allem die Augenlider sind betroffen (→ Abb. 14.2)

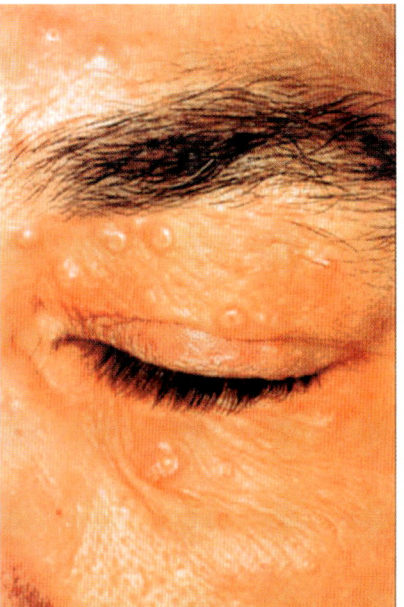

Abb. 14.2 Zahlreiche Dellwarzen am linken Auge

Diagnostik

- Klinisches Erscheinungsbild
- Mikroskopie des Warzeninhaltes

Therapie

Häufig kommt es zur spontanen Rückbildung der Dellwarzen. Die Entfernung der Warzen mit dem scharfen Löffel oder mit Kryotherapie ist möglich.

■ CHECK-UP

☐ Beschreiben Sie das Aussehen der Hauterscheinung bei einer Molluscum-contagiosum-Infektion.
☐ Welches sind die Prädilektionsstellen und welche Personengruppen sind besonders häufig befallen?

Impetigo contagiosa

■ Epidemiologie

Impetigo contagiosa ist die häufigste bakterielle Hauterkrankung bei Kindern. Risikofaktoren für diese oberflächliche Hautinfektion sind im Wesentlichen Verletzungen der Haut oder chronische Ekzeme sowie mangelnde Hygiene.

■ Erreger

- Kleinblasiger Typ: β-hämolysierende Gruppe-A-Streptokokken
- Großblasiger Typ: Staphylococcus aureus

■ Übertragung

- Hochkontagiöse Schmierinfektion von Mensch zu Mensch
- Die Übertragung ist auch über kontaminierte Gegenstände möglich.

■ Klinik

Superfizielle Pyodermie mit Rötung besonders an Gesicht (Mund, Nase) und Händen. Auch die behaarte Kopfhaut kann betroffen sein. Man unterscheidet 2 klinische Manifestationsformen:
- Kleinblasiger Typ: kleine, leicht aufplatzende Bläschen
  - Gefahr des rheumatischen Fiebers als Folgeerkrankung bei β-hämolysierenden Gruppe-A-Streptokokken
- Großblasiger Typ: schlaffe Vesikel, etwas größer mit honiggelber Krustenbildung
  - Gefahr eines Staphylococcal Scaled Skin Syndrome (SSSS) als Komplikation von Staphylokokken-Erkrankungen (generalisiertes Exanthem mit Epidermolyse, ausgelöst durch die Staphylokokkentoxine Exfoliatin A und B)

■ Diagnostik

- Typische Klinik
- Mikrobiologischer Erregernachweis aus Bläscheninhalt oder Abstrich (Gramfärbung, Kultur)

■ Therapie

- Antibiotische Salben (z. B. Fusidinsäure) und antiseptische Verbände
- In schweren Fällen bei Staphylokokken zusätzlich orale Antibiose
  - Penicillinasefeste Penicilline
  - Oralcephalosporine (1. Generation)
- Bei Streptokokkeninfektionen wird wegen der Gefahr von Folgeerkrankungen (akute Glomerulonephritis) immer eine zusätzliche systemische Therapie empfohlen:
  - Penicillin

■ CHECK-UP

☐ Welche Unterschiede gibt es zwischen kleinblasigem und großblasigem Typ (Erreger, Klinik, Therapie)?

Erysipel

Das Erysipel ist eine rasch fortschreitende fieberhafte Hautinfektion durch β-hämolysierende Gruppe-A-Streptokokken. Die Erreger gelangen meist über Bagatellverletzungen in die Haut und führen i. d. R. innerhalb weniger Stunden zu einer typischen Entzündungsreaktion:
- Fieber, gelegentlich Schüttelfrost und stark reduzierter Allgemeinzustand
- Rötung
- Schwellung
- Überwärmung
- Druckschmerzhaftigkeit

Die Rötung ist typischerweise sehr scharf begrenzt und schreitet „flammenförmig" vor. Die **Diagnose** wird praktisch immer klinisch gestellt. Die **Therapie** besteht aus Bettruhe und systemischer Penicillin-Gabe.

■ CHECK-UP

☐ Beschreiben Sie die charakteristische Klinik des Erysipels.
☐ Wie würden Sie es therapieren?

Nekrotisierende Haut- und Weichteilinfektionen

Fasciitis necroticans, ausgelöst durch Streptococcus pyogenes, ist eine rasch fortschreitende lebensbedrohliche Nekrose des Weichteilgewebes, die auf die Muskelfaszien begrenzt bleibt. Eine Sonderform die Fournier-Gangrän: Sie betrifft die Genitalregion und tritt bei Männern häufiger auf als bei Frauen. Die **Therapie** erfolgt durch chirurgische Sanierung und Penicillin- und Clindamycin-Gabe.

Gasbrand, ausgelöst durch Clostridium perfringens, entsteht meist im Rahmen tiefer, stark verschmutzter Wunden unter Sauerstoffmangel. Klinisch stehen starke Schmerzen und Muskelzerfall im Vordergrund. Die **Therapie** erfolgt durch eine sofortige chirurgische Sanierung und die Einleitung einer Antibiose mit Penicillin, Metronidazol und Clindamycin.

Eine Reihe anderer Hautmanifestationen von Infektionskrankheiten werden an anderer Stelle in diesem Buch behandelt:
- Lupus vulgaris (Hauttuberkulose), → Kap. 8
- Papulöse und tuberöse Syphilide (Syphilis), → Kap. 13
- Erythema migrans (Borreliose), → Kap. 16
- Exanthematöse Kindererkrankungen, → Kap. 17

■ CHECK-UP
☐ Was wissen Sie zur Fournier-Gangrän?

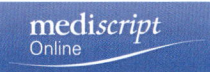

Und jetzt üben mit den wichtigsten IMPP-Fragen:
http://www.mediscript-online.de/Fragen/Vesenbeckh_Kap14
(Anleitung zum Einloggen s. Buchdeckel-Innenseite).

15 Infektionen des Auges und des HNO-Trakts

- Keratoconjunctivitis epidemica 73
- Angina tonsillaris 73

Keratoconjunctivitis epidemica

■ Erreger

Erreger der Keratoconjunctivitis epidemica sind hochkontagiöse, sehr umweltresistente Adenoviren (Typ 8, 19, 37).

■ Übertragung

Die Bertragung der Viren erfolgt als Schmierinfektion.

■ Klinik

- Inkubationszeit ca. 10 Tage
- Beginn einseitig
- Schmerzhafte Konjunktivitis mit Rötung des Auges
- Periaurikuläre Lymphknotenschwellung
- Juckreiz und Fremdkörpergefühl

■ Diagnostik

- PCR aus Konjuktivalabstrich

■ Therapie

- Keine spezifische Therapie
- Antibiotika (lokal) bei bakteriellen Superinfektionen
- Strikte Hygiene zur Vermeidung weiterer Übertragungen

■ CHECK-UP

- [ ] Welche Erreger verursachen die epidemische Keratokonjunktivitis?
- [ ] Beschreiben Sie die Klinik der Keratoconjunctivitis epidemica.

Angina tonsillaris

■ Erreger

- Angina catarrhalis: viral
- Eitrige Angina tonsillaris: Gruppe-A-Streptokokken (Streptococcus pyogenes)

Als Folgeerkrankung muss bei Infektionen durch Gruppe-A-Streptokokken an das rheumatische Fieber und an die akute Glomerulonephritis gedacht werden.

■ Klinik

- Angina catarrhalis: Tonsillen gerötet und geschwollen, Pharyngitis
- Eitrige Angina tonsillaris: Tonsillen gerötet und geschwollen (mit Stippchen), eitrige Beläge, zervikale Lymphadenopathie und hohes Fieber

■ Diagnostik

- Typische Klinik (wichtige Differenzialdiagnosen → Tab. 15.1)
- Rachenabstrich zur mikrobiologischen Erregerdiagnostik
- Streptokokken-Schnelltest

15 Infektionen des Auges und des HNO-Trakts

Tab. 15.1 Differenzialdiagnose der Angina

Erkrankung	(Typischer) Erreger	Charakteristika	(Spezifische) Therapie
Angina tonsillaris	Streptococcus pyogenes	Stippchen	Antibiose (Penicillin)
Angina Plaut-Vincenti	Treponema vincentii, Fusobacterium fusiforme	Ulzeröse Gaumenmandel (einseitig!), Mundgeruch	Antibiose (Aminopenicillin)
Herpangina	Coxsackie-A-Virus	Bläschen mit rotem Saum (gesamte Mundschleimhaut, besonders Gaumenbögen), Fieber	Keine
Infektiöse Mononukleose	Epstein-Barr-Virus (EBV)	Die Tonsillengrenze überschreitende weiße Beläge, Fieber, Splenomegalie	Keine
Diphtherie	Corynebacterium diphtheriae	Pseudomembranöse weiße Beläge, schwer entfernbar, leicht blutend, Fieber, Mundgeruch (süßlich faulig)	Antitoxin
Gingivostomatitis herpetica	Herpes-simplex-Virus	Schmerzhafte Bläschen, im Verlauf ulzerierend, Lymphknotenschwellung, Fieber	Keine
Soor	Candida albicans	Weiße, abstreifbare Mundschleimhautbeläge	Antimykotika

■ Therapie

Die Therapie erfolgt durch Penicillin-Gabe, bei rezidivierender Tonsillitis oder Peritonsillarabszess durch Tonsillektomie.

■ CHECK-UP

☐ Welche Differenzialdiagnosen kennen Sie bei Tonsillitis?
☐ Welche dieser Erkrankungen gehen mit Bläschen und welche mit Belägen einher?

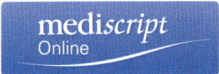

Und jetzt üben mit den wichtigsten IMPP-Fragen:
http://www.mediscript-online.de/Fragen/Vesenbeckh_Kap15
(Anleitung zum Einloggen s. Buchdeckel-Innenseite).

16 Systemische Infektionen

- HIV/AIDS 75
- Borreliose 77

HIV/AIDS

Epidemiologie

Aktuelle Zahlen zur HIV-Pandemie werden jährlich u. a. von UNAIDS und WHO publiziert. 2009 waren weltweit ca. 33,3 Millionen Menschen mit dem HI-Virus infiziert, die Zahl der Neuinfektionen wurde auf 2,6 Millionen und die Zahl der an HIV/AIDS verstorbenen auf 1,8 Millionen geschätzt. In Deutschland wird von 70.000 Infizierten, 3.000 jährlichen Neuinfektionen und 550 Toten pro Jahr ausgegangen (RKI, 2009).

Erreger

Die HIV-Infektion wird durch die Retroviren Human Immunodeficiency Virus (HIV) Typ 1 oder Typ 2 ausgelöst. Das HIV-1 wird in 3 Hauptgruppen (M, N, O) unterteilt, wobei in der Gruppe M die Subtypen A–K unterschieden werden. Weltweit am häufigsten tritt HIV-1M auf.

Übertragung

Das einzige bekannte Reservoir für die HI-Viren 1 und 2 ist der Mensch. Zu einer Übertragung der Virusinfektion kommt es durch
- ungeschützten Geschlechtsverkehr,
- Blutkontakte (Bluttransfusionen, kontaminierte Nadeln bei i. v. Drogenabusus oder Nadelstichverletzungen im medizinischen Bereich) sowie durch
- vertikale Übertragung von der Mutter zum Kind.

Die Infektiosität ist stark abhängig von der Viruslast in den Körperflüssigkeiten (insbesondere Blut, Sperma, Vaginalsekret, Flüssigkeitsfilm der Darmschleimhaut).
Während in den Entwicklungsländern die heterosexuelle Übertragung zu einer Verbreitung in der gesamten Bevölkerung führt **(generalisierte Epidemie)**, ist die HIV-Infektion in Industrienationen überwiegend ein Problem der Hochrisikogruppen: ungeschützter Geschlechtsverkehr zwischen Männern und mit Prostituierten, i. v. Drogenabusus **(konzentrierte Epidemie)**.

Klinik

Von der HIV-Infektion bis zum Auftreten von AIDS vergehen etwa 10 ± 2 Jahre **(Inkubationszeit)**. Bei Personen, die unter Mangelernährung leiden, oder Kindern kann die Inkubationszeit deutlich verkürzt sein. Die Einteilung der HIV-Infektion nach CDC gibt → Tab. 16.1 wieder:

Beispiele für A:
- Akute HIV-Krankheit (= akutes retrovirales Syndrom)
  - Meist 2–3 Wochen nach Infektion, bei 30 % aller HIV-Infizierten
  - Mononukleoseähnliches Krankheitsbild: Fieber, Lymphknotenschwellung, Exanthem
  - HIV-Antikörper meist noch negativ
- Lymphadenopathiesyndrom (LAS)
  - Meist Jahre nach Infektion
  - 40 % aller AIDS-Patienten erinnern anamnestisch an ein LAS

Tab. 16.1 CDC-Klassifikation der HIV-Infektion

3 laborchemische Kategorien (1–3), CD_4-Zellzahl/µl		3 klinische Kategorien (A–C)		
		A	B	C
		Akute HIV-Krankheit, Lymphadenopathiesyndrom (LAS)	Nicht AIDS-definierende Erkrankungen	AIDS[1]-Indikatorkrankheiten (AIDS-definierende Erkrankungen)
1	> 500	A1	B1	C1
2	200–499	A2	B2	C2
3	< 200	A3	B3	C3

[1] AIDS: Acquired Immune Deficiency Syndrome

16 Systemische Infektionen

- Unspezifische extrainguinale Lymphadenopathie über mindestens 3 Monate
- HIV-Antikörper positiv

Beispiele für B:
- Chronische Diarrhö
- Herpes zoster
- Orale Haarleukoplakie (nicht abstreifbare, weißliche Beläge an Gaumen oder Zungenrand)

Beispiele für C:
- Wasting-Syndrom (ungewollter Gewichtsverlust: > 10 % des Körpergewichts)
- HIV-assoziierte Enzephalopathie (kognitive/motorische Symptome und Demenz)
- Opportunistische Infektionen
  - Protozoen:
    - Zerebrale Toxoplasmose
    - Kryptosporidose
  - Pilze:
    - Pneumocystis-jiroveci-Pneumonie (PcP), ehemals Pneumocystis-carinii-Pneumonie
    - Kandidose
    - Kryptokokkose
    - Histoplasmose
  - Bakterien:
    - Atypische Mykobakteriose
    - Tuberkulose
    - Salmonellen-Sepsis
  - Viren:
    - CMV-Virusinfektionen (retinaler/gastrointestinaler Befall, Pneumonie, Enzephalitis)
    - HSV-Virusinfektionen (Ösophagitis, Pneumonie, Enzephalitis)
    - VZV-Virusinfektionen (Enzephalitis)
    - Progressive multifokale Leukenzephalopathie (PML) durch JC-Virus
- AIDS-definierende Malignome
  - Kaposi-Sarkom
  - Non-Hodgkin-Lymphom
  - Invasives Zervixkarzinom

> Mit abnehmender CD_4-Zellzahl steigt das Risiko für opportunistische Infektionen. Bei Werten unter 200/µl sollte der Einsatz von Cotrimoxazol zur Prophylaxe von Pneumocystis und Toxoplasmose erwogen werden. Charakteristisch für Infektionen bei HIV ist ein im Vergleich mit Immungesunden untypischer und schwerwiegenderer klinischer Verlauf sowie eine erschwerte Diagnostik und eine erschwerte Therapie.
> So kann eine Infektion mit dem Molluscum-contagiosum-Virus zu disseminiertem Befall führen, wohingegen beim Immungesunden nur vereinzelte harmlose Dellwarzen auftreten.

■ Diagnostik

- Screening-Test mit hoher Sensitivität: ELISA
  - HIV-Antikörper sind i. d. R. 2–10 Wochen (im Mittel 6 Wochen) nach Infektion im Serum nachweisbar (in wenigen Ausnahmefällen erst nach 3–6 Monaten)
  - Einige Tage vor Auftreten der HIV-Antikörper ist das viruseigene p-24-Antigen nachweisbar, sodass moderne HIV-Tests der 4. Generation mit verbesserter Sensitivität sowohl HIV-1- und HIV-2-Antikörper als auch das p-24-Antigen erkennen können.
  - HIV-Antikörper bleiben i. d. R. lebenslang positiv.
  - **Vorsicht:** falsch positive Reaktionen u. a. bei Schwangerschaft, Autoimmunkrankheiten und nach Grippeschutzimpfung
- Bestätigungstest mit hoher Spezifität: Westernblot, erlaubt die Unterscheidung zwischen HIV-1 und HIV-2
- Nukleinsäurenachweis-Test (NAT):
  - Qualitative PCR erlaubt den Nachweis einer Infektion ca. 11 Tage post infectionem
  - Quantitative PCR zur Viruslastbestimmung erlaubt zusätzlich die Beurteilung von Infektiosität, Therapie-/Verlaufskontrolle und Prognose. Die Viruslast ist insbesondere zu Beginn der Infektion (akute HIV-Krankheit) und im Stadium AIDS am höchsten.
- Resistenzbestimmung
- Bestimmung der CD_4-Helferzahl zur Beurteilung des Immundefekts und zur Therapiekontrolle
- Bestimmung des Plasmaspiegels der eingesetzten Medikamente bei V. a. mangelnde Therapie-Adhärenz.

> Unter Therapie sollte es zu einem zügigen Abfall der Viruslast und zu einem Ansteigen der CD_4-Zellzahl kommen. Eine regelmäßige Resistenztestung und ggf. eine Plasmaspiegelbestimmung ergänzen das Therapiemonitoring.

■ Therapie

Die Therapie von HIV/AIDS ist eine lebenslange hochaktive antiretrovirale Therapie (HAART), die immer eine Kombination aus mindestens 3 Medikamenten darstellt. Zur Auswahl stehen derzeit 6 Substanzklassen:
- Nukleosid-/Nukleotid-Reverse-Transkriptase-Inhibitoren (NRTI)
- Nicht-Nukleosid-Reverse-Transkriptase-Inhibitoren (NNRTI)

- Protease-Inhibitoren (PI)
- Fusionsinhibitoren
- CCR5-Inhibitoren
- Integrase-Inhibitoren

Die Indikation für einen Therapiebeginn variiert je nach Fachgesellschaft, ist aber immer abhängig von CD_4-Zellzahl, Viruslast und Klinik. Bei einer symptomatischen HIV-Infektion und einer CD_4-Zellzahl unter 350 µl ist die Einleitung einer HAART derzeit angezeigt. Das Ziel der HIV-Therapie ist ein Senken der Viruslast unterhalb die Nachweisgrenze (20 Kopien/ml).

> Zu den Nebenwirkungen der HAART zählen kardiovaskuläre Erkrankungen, Knochenmarksdepression und das Lipodystrophiesyndrom (LDS).

■ Prävention

- Aufklärung von Bevölkerung und Risikogruppen über Schutzmaßnahmen
- Therapie von HIV-Positiven senkt das Risiko einer Übertragung
- Verwendung von Kondomen
- Spritzenaustauschprogramme
- HIV-Screening im Blutspendewesen
- Vorsichtsmaßnahmen für medizinische Berufsgruppen (Handschuhe)
- Medikamentöse Postexpositionsprophylaxe (PEP) nach Nadelstichverletzung oder anderem Risikokontakt
- Prävention von Mutter-zu-Kind-Übertragungen (PMTCT)
  - Antiretrovirale Therapie der Schwangeren und des Neugeborenen
  - Geburt über Kaiserschnitt
  - Verzicht auf Stillen des Kindes

■ CHECK-UP

- ☐ Nennen Sie für jede Erregerart (Bakterien, Viren, Pilze, Parasiten) je eine AIDS-definierende opportunistische Erkrankung.
- ☐ Wie würden Sie einen Therapieerfolg durch antiretrovirale Medikamente kontrollieren?
- ☐ Was wissen Sie über die Progressive multifokale Leukenzephalopathie (PML)?

Borreliose

■ Epidemiologie

Die Borreliose kommt in Europa, Australien und den USA ubiquitär vor. In Europa ist sie die häufigste durch Zecken übertragene Erkrankung.

■ Erreger

Die Lyme-Borreliose wird durch Erreger des Borrelia-burgdorferi-sensu-lato-Komplexes verursacht. In Europa kommen 4 humanpathogene Spezies vor:
- B. burgdorferi sensu stricto
- B. garinii (besonders bei Neuroborreliose)
- B. afzelii (besonders bei Hautmanifestationen)
- B. spielmanii

In den USA kommt ausschließlich B. burgdorferi sensu stricto vor.

■ Übertragung

Die Übertragung der Borreliose erfolgt über den Stich bestimmter Zeckenarten (Ixodes ricinus = Holzbock). Nach einem Zeckenstich durch eine infizierte Zecke kommt es in 10 % der Fälle zur Übertragung der Borrelien, in etwa 1 % zur Erkrankung des Betroffenen. Borrelien leben im Darm der Zecken und werden erst einige Stunden nach Zeckenstich übertragen.

■ Klinik

Die Borreliose verläuft in Stadien, wobei nicht jedes Stadium zwangsläufig durchlaufen werden muss:
- **Stadium 1:** Inkubationszeit 1–6 Wochen
  - Erythema (chronicum) migrans: Erythem, das sich von der Bissstelle ausgehend unter zentraler Abblassung kreisförmig ausbreitet (Wanderröte)
- **Stadium 2:** Inkubationszeit bis 6 Monate
  - Lymphozytäre Meningoradikulitis Bannwarth: radikuläre Schmerzen, Fazialisparese
  - Lymphadenosis cutis benigna (Borrelien-Lymphozytom): Hautknötchen, meist Ohrläppchen, Gesicht
  - Arthritis
  - Myokarditis

16 Systemische Infektionen

- **Stadium 3:** Inkubationszeit 6 Monate bis mehrere Jahre
  - Neuroborreliose: Polyneuropathie, Enzephalomyelitis
  - Acrodermatitis chronica atriphicans: zunächst entzündlich ödematös, später atrophisch

Abgrenzung zur Frühsommer-Meningo-Enzephalitis (FSME)

- Klinik der FSME: zweiphasiger Fieberverlauf mit Meningoenzephalitis
- Die FSME kommt nur in bestimmten Endemiegebieten vor (u. a. Bayern, Baden-Württemberg, Osteuropa und Russland) und ist deutlich seltener als die Borreliose.
- FSME-Viren sind in den Speicheldrüsen der Zecken lokalisiert und werden bereits kurz nach dem Zeckenstich übertragen (Zecke sofort richtig entfernen!).
- Es existiert ein FSME-Impfstoff.

■ Diagnostik

- Freizeitanamnese (Wandern im Wald) und Berufsanamnese (Förster, Jäger)
- Zeckenanamnese
- Typische Klinik (Erythema migrans!)
- Serologie
- Borrelien-Nachweis über Kultur (oder PCR, aber nicht routinemäßig)
- Liquordiagnostik (Pleozytose, intrathekale Borrelien-Antikörper)

■ Therapie

Die Therapie erfolgt im Stadium 1 mit Doxycyclin, in Stadium 2 und Stadium 3 durch Gabe von Ceftriaxon.

■ Prävention

- Schutz vor Zeckenstichen
- Nach Zeckenstich:
  - Vorsichtiges Entfernen der Zecken
  - Postexpositionsprophylaxe mit Doxycyclin erwägen

■ CHECK-UP

☐ Beschreiben Sie die Hautmanifestationen bei Borreliose.

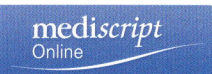

Und jetzt üben mit den wichtigsten IMPP-Fragen:
http://www.mediscript-online.de/Fragen/Vesenbeckh_Kap16
(Anleitung zum Einloggen s. Buchdeckel-Innenseite).

17 Pädiatrische Infektionen

- Epstein-Barr-Virus (EBV) 79
- Exanthematöse Erkrankungen 79
- Epiglottitis 81

Epstein-Barr-Virus (EBV)

■ Epidemiologie

Der Häufigkeitsgipfel der Infektion liegt im Jugendalter (fast vollständige Durchseuchung vor dem 30. Lebensjahr durch Übertragung über hochinfektiösen Speichel).

■ Erreger

Epstein-Barr-Virus (EBV)

■ Übertragung

Die Übertragung erfolgt über den Speichel, weswegen die Erkrankung auch als **Kissing Disease** bekannt ist.

■ Klinik

Nach einer Inkubationszeit von 10–50 Tagen treten typische Symptome auf **(Pfeiffer-Drüsenfieber)**:
- Fieber
- Generalisierte Lymphadenopathie
- Pseudomembranöse Tonsillitis
- Hepatosplenomegalie mit Gefahr der Milzruptur, Hepatitis
- Gelegentlich Auftreten eines Exanthems

Da es sich bei EBV um eine Herpesvirusinfektion handelt, ist eine lebenslange Viruspersistenz möglich. Reaktivierungen können bei Organtransplantation zu B-Zell-Lymphomen (PTLD) führen. Eine Reihe anderer Malignome wurde zudem mit EBV assoziiert: Burkitt-Lymphom, Nasopharynxkarzinom, Morbus Hodgkin, orale Haarleukoplakie bei HIV-Infizierten.

■ Diagnostik

- **Infektiöse Mononukleose** mit Nachweis typischer Zellen im Blutausstrich (atypische Lymphozyten, Pfeiffer-Zellen)
- Serologie (der Antikörper EBNA1-IgG spricht dabei für eine abgelaufene Infektion; er wird 6–8 Wochen nach Primärinfektion positiv und ist in der Regel lebenslang nachweisbar)
- Erhöhte Leberwerte bei Leberbeteiligung (5 %)

■ Therapie

Die Therapie erfolgt symptomatisch mit körperlicher Schonung.

Werden bei dieser viralen Erkrankung fälschlicherweise Antibiotika verabreicht (Amoxicillin!), so kommt es in 80 % der Fälle zu einem meist juckenden und makulopapulösen Arzneimittelexanthem.

■ CHECK-UP

☐ Welche Tumorerkrankungen wurden mit EBV-Infektionen assoziiert?
☐ Welcher Antikörper ist i. d. R. als Zeichen einer abgelaufenen EBV-Infektion nachweisbar?

Exanthematöse Erkrankungen

Die Übertragung dieser Erkrankungen erfolgt überwiegend als Tröpfcheninfektion (Röteln und Ringelröteln auch diaplazentar → Kap. 2). Zur Diagnostik ist meist eine typische Klinik

17 Pädiatrische Infektionen

ausreichend, bei den Viruserkrankungen sprechen weiterhin ein Virusdirektnachweis (PCR) oder folgende serologischen Hinweise für eine akute Infektion: positives IgM oder ein mehr als 4-facher Titeranstieg des IgG in zwei Proben, die im Abstand von etwa 10 Tagen entnommen wurden (Akutserum und Rekonvaleszenzserum). In → Tab. 17.1 und → Tab. 17.2 sind Informationen zur Dauer der jeweiligen Infektiositäten und zu differenzialdiagnostischen Aspekten zusammengefasst.

Tab. 17.1 Dauer der Infektiosität exanthematöser Erkrankungen im Kindesalter

Erkrankung	Erreger	Inkubationszeit	Dauer der Infektiosität
Masern	Paramyxovirus (RNS)	8–10 d	5 Tage vor bis 4 Tage nach Beginn des Exanthems
Röteln	Rubivirus (RNS)	14–21 d	7 Tage vor bis 7 Tage nach Beginn des Exanthems
Ringelröteln (Erythema infectiosum)	Parvovirus B19 (DNS)	6–18 d	Mit Auftreten des Exanthems besteht i. d. R. keine Infektionsgefahr mehr
Windpocken (Varizellen)	Varizella-Zoster-Virus (DNS)	8–28 d	1 Tag vor Auftreten der Bläschen bis zur deren Verschorfung
Dreitagefieber (Exanthema subitum)	HHV-6 und HHV-7 (DNS)	5–15 d	3 Tage vor Beginn des Fiebers bis zum Auftreten des Exanthems
Scharlach	Streptococcus pyogenes (β-hämolysierende Gruppe-A-Streptokokken)	2–4 d	Bis 24 Stunden nach Beginn der Antibiose

Tab. 17.2 Differenzialdiagnose exanthematöser Erkrankungen im Kindesalter

Erkrankung	Besonderheiten
Masern	• Hohes Fieber, Enanthem, Koplik-Flecken (Wangenschleimhaut) • Makulopapulöses Exanthem, konfluierend, Beginn retroaurikulär • Starkes Krankheitsgefühl, hohe Komplikationsrate (Otitis media, Masernpneumonie, Laryngotracheitis mit Krupp, Masernenzephalitis, subakute sklerosierende Panenzephalitis [SSPE])
Röteln	• Nuchale Lymphadenopathie • Makulopapulöses Exanthem an Hals und Brust • Nur selten Fieber • Milder Krankheitsverlauf • Schwangere: Rötelnembryopathie mit Herzfehler, Katarakt und Innenohrschwerhörigkeit (Gregg-Trias)
Ringelröteln (Erythema infectiosum)	• Girlandenförmiges makulopapulöses Exanthem, juckend, konfluierend • Livide Wangenfärbung mit perioraler Aussparung • Schleimhaut nicht betroffen • Milder Krankheitsverlauf bei Kindern • Erwachsene oft Arthritis, aplastische Krisen bei chronischer Anämie • Schwangere: Hydrops fetalis
Windpocken (Varizellen)	• Schubweise auftretendes Exanthem mit Beginn am Stamm, juckend • Behaarte Kopf und Schleimhäute können betroffen sein • Charakteristischer „Sternenhimmel" mit gleichzeitigem Auftreten von Makula, Papula, Vesikula und Krusten • In manchen Fällen Fieber
Dreitagefieber (Exanthema subitum)	• Hohes Fieber (Fieberkrämpfe!) • Mit Entfieberung nach dem 3. Tag tritt das Exanthem auf (flüchtig, makulopapulös) • Schleimhaut nicht betroffen • Typisches Alter: 6. Lebensmonat bis 2. Lebensjahr
Scharlach	• Angina tonsillaris, hohes Fieber • Feinfleckiges (stecknadelkopfartiges) Exanthem, besonders in der Leistengegend • Wangenrötung mit perioraler Blässe, stark gerötete Zunge („Himbeerzunge") • Abblassen nach 1 Woche mit palmarer und plantarer groblamellärer Schuppung • Spezifische Therapie durch Antibiotika

Einige wichtige Differenzialdiagnosen:
- **Arzneimittelexanthem** bei EBV (besonders durch Amoxicillin)
- **Meningokokkensepsis** bei der es zu petechialen Einblutungen kommen kann
- **Kawasaki-Syndrom:** systemische Vaskulitis mit Fieber, zervikaler Lymphadenopathie, Konjunktivitis, hochroten Lippen und „Erdbeerzunge", Rötung und später Schuppung von Fingern und Zehen und scharlachähnlichem Exanthem
- **Eczema herpeticatum:** HSV-Infektion auf einer durch atopisches Ekzem vorgeschädigten Haut

■ Therapie

Von den hier genannten Erkrankungen bedarf bei Immungesunden allein Scharlach einer spezifischen Therapie:

- Oralpenicilline über 10 Tage
- Bei Penicillin-Allergie: Makrolide (Erythromycin)

Beim Auftreten von Komplikationen kann die Einleitung einer entsprechenden Therapie notwendig werden:
- Antibiotika bei bakteriellen Superinfektionen (Masern)
- Bluttransfusionen und Gabe von 7S-Immunglobulin bei aplastischen Krisen (Parvovirus B19)

Fieber in Zusammenhang mit viralen Erkrankungen sollte wegen der Gefahr eines Reye-Syndroms **nicht mit ASS** gesenkt werden.

Scharlach kann zu gefürchteten Folgeerkrankungen führen:
- Poststreptokokken-Glomerulonephritis
- Rheumatisches Fieber

■ CHECK-UP

☐ Wie behandeln Sie Scharlach? Wie behandeln Sie Windpocken?
☐ Warum ist es wichtig, eine entsprechende Therapie bei Scharlach frühzeitig einzuleiten und ausreichend lange fortzusetzen?
☐ Wie unterscheiden sich die Exantheme von Röteln, Scharlach und Masern? Kennen Sie weitere wichtige Differenzialdiagnosen?
☐ Welcher Erreger verursacht das Dreitagefieber (die Ringelröteln)?
☐ Wie lange ist von einer Infektiosität bei Masern auszugehen?

Epiglottitis

Die akute Epiglottitis wird auch als Laryngitis supraglottica bezeichnet.

■ Epidemiologie

Am häufigsten sind Kinder zwischen dem 2. und 6. Lebensjahr betroffen. Seit Einführung der Haemophilus-influenzae-b-Impfung ist diese Erkrankung seltener geworden. Sie kann ohne saisonale Häufung zu jeder Jahreszeit vorkommen.

■ Erreger

In den meisten Fällen liegt diesem akuten Krankheitsbild eine Infektion mit Haemophilus influenzae Typ b zugrunde. Seltener sind Streptokokken oder Staphylokokken verantwortlich.

■ Klinik

- Plötzlich auftretendes hohes Fieber mit Atemnot (aus völliger Gesundheit heraus oder nach banalem Infekt)
- Inspiratorischer Stridor
- Starke Halsschmerzen, Schluckbeschwerden
- Erhöhter Speichelfluss
- Kloßige Sprache

Bei V. a. Epiglottitis handelt es sich um einen pädiatrischen Notfall! Das Kind sollte schon beim ersten Verdacht umgehend in ärztlicher Begleitung ins Krankenhaus gebracht werden:
- Das Kind muss beruhigt werden.
- **Keine Racheninspektion durchführen!** Eine Racheninspektion kann zu reflektorischem Atemstillstand führen. Außerdem kann es zu einer bedrohlichen Schwellung durch Schleimhautreizung kommen.

■ Diagnostik

- Die Patienten werden häufig atemnötig in sitzender Haltung vorgefunden.
- Die **typische, hochakute Klinik** erlaubt oft die Verdachtsdiagnose.

17 Pädiatrische Infektionen

- Laryngoskopie im Rahmen der Intubation: **hochrote, geschwollene Epiglottis**
- CRP-Erhöhung, Leukozytose
- In Blutkulturen kann der Nachweis von Haemophilus influenzae b gelingen.

Differenzialdiagnostisch relevant sind folgende Erkrankungen:
- **Pseudokrupp (subglottische Laryngitis):** im Herbst und Winter gehäuft vorkommende virale Infektion von Larynx- und Trachelschleimhaut mit subakutem Verlauf und den Leitsymptomen Atemnot, inspiratorischer Stridor und bellender Husten
- **Fremdkörperaspiration:** typisch ist eine kurz nach Aspiration auftretende Hustenattacke. Durch die Verlegung der Atemwege (meist rechter Hauptbronchus) kann es zu einseitiger Überblähung und Mediastinalverlagerung kommen, ein in- oder exspiratorischer Stridor kommt vor.
- **Bronchitis**
- **Asthma bronchiale**

■ Therapie

- **Intubation** zur Sicherung der Atemwege (durch einen erfahrenen Arzt)
- Antibiotische Therapie für 10 Tage (Cefotaxim, nach Resistogramm evtl. Ampicillin)

■ Prävention

Impfung laut STIKO (→ Kap. 20)

■ CHECK-UP

- ☐ Welche Altersgruppe ist am häufigsten betroffen?
- ☐ Beschreiben Sie das therapeutische Management bei V. a. Epiglottitis.
- ☐ An welche Differenzialdiagnosen denken Sie als Erstes?
- ☐ Gibt es eine Impfung, die das Risiko einer Epiglottitis senken kann?

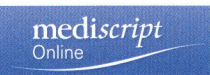

Und jetzt üben mit den wichtigsten IMPP-Fragen:
http://www.mediscript-online.de/Fragen/Vesenbeckh_Kap17
(Anleitung zum Einloggen s. Buchdeckel-Innenseite).

18 Ausgewählte Tropenerkrankungen

- Malaria 83
- Typhus abdominalis 87

Malaria

Epidemiologie

Bei der Malaria handelt es sich um die weltweit bedeutendste Parasitenerkrankung des Menschen:
- Ungefähr 3 Milliarden Menschen leben in Malaria-Endemiegebieten.
- Die Zahl der jährlichen klinischen Fälle wird auf 500 Millionen geschätzt, wovon 1–3 Millionen Menschen sterben.
- Im Jahr 2011 wurden 562 importierte Malaria-Fälle in Deutschland gemeldet, eine Patientin ist verstorben (RKI). Etwa 90 % aller Fälle in Deutschland sind Malaria tropica; und mit Abstand die meisten wurden in Afrika erworben.

Erreger

Die Erreger der Malaria sind Blutparasiten der Gattung Plasmodium, die zu den Sporentierchen (Sporozoen) zählen. Insgesamt sind heute 5 humanpathogene Arten bekannt, die sich u. a. hinsichtlich ihrer geografischen Verbreitung und des klinischen Verlaufs unterscheiden (→ Tab. 18.1).

Übertragung

Die Übertragung der Malaria-Erreger erfolgt über Vektoren. Alle humanpathogenen Plasmodien werden über den Stich der weiblichen Anophelesmücke übertragen. Die weiblichen Mücken benötigen die Blutmahlzeit für die Entwicklung ihrer Eier.
Neben dem Menschen stellen Anophelesmücken und Affen die einzigen relevanten Erregerreservoire der humanpathogenen Plasmodien dar.
Den Entwicklungszyklus der Parasiten im Menschen zeigt → Abb. 18.1.

A: Infektion: Stich einer infizierten weiblichen Anophelesmücke mit Übertragung von Sporozoiten. Diese wandern zur Leber in meist weniger als 1 Stunde

B: Intrahepatische Schizogonie: In der Leber beginnt die erste Phase der ungeschlechtlichen Vermehrung mit Bildung von sogenannten Gewebsschizonten. Wenn diese aufplatzen, werden Merozoiten in das Blut freigesetzt, die daraufhin Erythrozyten befallen.

C: Intraerythrozytäre Schizogonie: Es folgt die weitere ungeschlechtliche Vermehrung in den roten Blutkörperchen mit Bildung von Blutschizonten. Wenn diese aufplatzen, kommt es durch die Ausschüttung von Zytokinen zum charakteristischen Fieberschub (Ende der Inkubationszeit). Es werden wieder Merozoiten freigesetzt, die neue rote Blutkörperchen befallen.

D: Reifung: Während der Reifung in den roten Blutkörperchen können sich neben den Blutschizonten sogenannte Gametozyten bilden, wobei die männliche Form Mikrogametozyt und

Tab. 18.1 Plasmodienart und typischer Erkrankungsverlauf

Plasmodienart	Erkrankung	Mindestinkubationszeit	Typischer Fieberverlauf
Plasmodium falciparum	Malaria tropica	7–15 d	Unregelmäßige Fieberschübe
Plasmodium vivax	Malaria tertiana	12–18 d	Fieber alle 48 h
Plasmodium ovale			
Plasmodium malariae	Malaria quartana	18–40 d	Fieber alle 72 h
Plasmodium knowlesi	Malaria quotidiana[1]	10–12 d	Täglich Fieber

[1] Eine Bezeichnung für diese Form der Malaria hat sich noch nicht durchgesetzt. Infektionen mit P. knowlesi werden durch den Affen auf den Menschen übertragen und kommen nur in Südostasien vor.

18 Ausgewählte Tropenerkrankungen

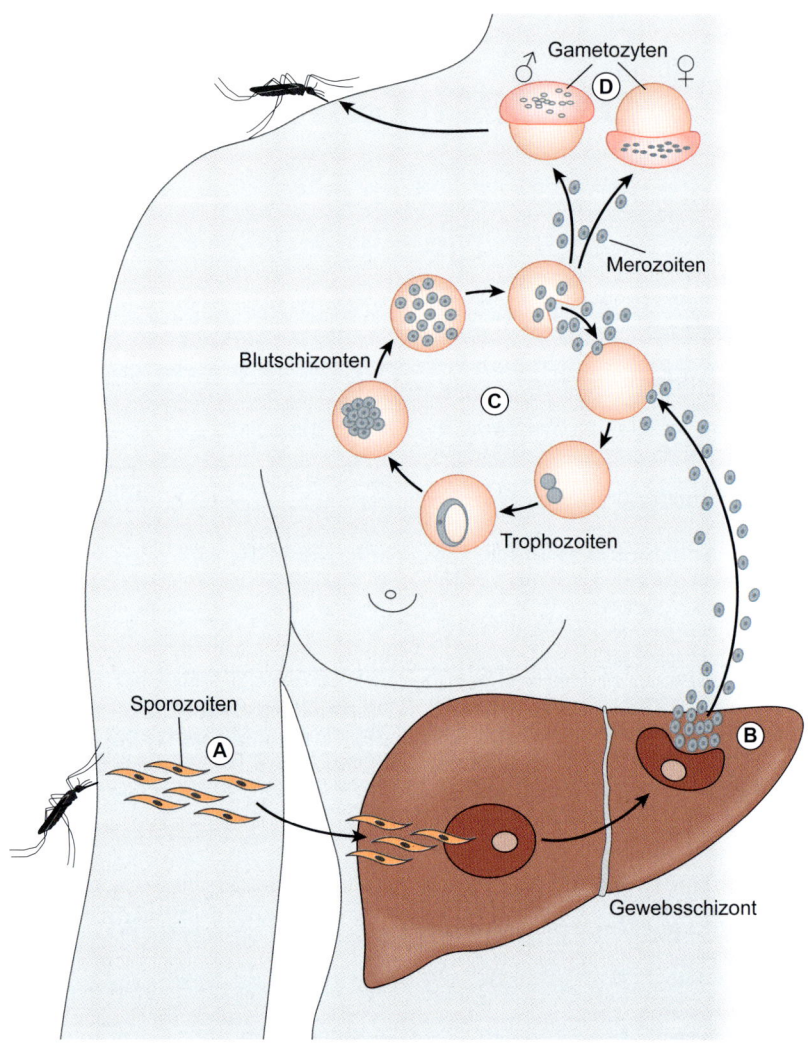

Abb. 18.1 Entwicklungszyklus der Malaria im Menschen

die weibliche Form Makrogametozyt genannt wird. Diese werden von einer weiblichen Anophelesmücke bei der nächsten Blutmahlzeit aus dem Blut aufgenommen und es folgt die geschlechtliche Vermehrung im Darm der Mücke (**Sporogonie**).

■ Klinik

- Leitsymptom der Malaria ist Fieber während oder nach Aufenthalt in einem Endemiegebiet. Wegen des charakteristischen periodischen Fieberverlaufs wurde die Erkrankung auch als **Wechselfieber** bekannt.

Wenn Fieber vor dem 7. Tag nach Einreise in ein Malaria-Endemiegebiet auftritt, dann ist wegen der mindestens 7-tägigen Inkubationszeit eine Malaria unwahrscheinlich. Auch das Fieber der Malaria tertiana und quartana (benigne Malaria) ist oft zu Beginn der Erkrankung nicht regelmäßig, da sich die Parasitenvermehrung zunächst synchronisieren muss. Zudem ist durch Koinfektion mit verschiedenen Plasmodienpopulationen immer ein untypischer Fieberverlauf möglich.

- Andere unspezifische Symptome sind
  - Schüttelfrost,
  - starkes Krankheitsgefühl,
  - Kopf- und Gliederschmerzen,
  - Übelkeit, Erbrechen, Diarrhö und
  - Hepatosplenomegalie.

Bei der **Malaria tropica** kann es durch Adhärenz von parasitenbefallenen Erythrozyten an Kapillarmembranen zu Mikrozirkulationsstörungen kommen, wodurch es zu einem komplizierten Verlauf kommt:
- Zerebrale Malaria mit Bewusstseinsstörungen bis hin zum Koma
- Kreislaufschock, Nierenversagen

Bei der **Malaria tertiana** können sich Hypnozyten in der Leber bilden, wodurch es noch Jahre später zu einem Rezidiv kommen kann.

■ Diagnostik

Unspezifische Befunde:
- Zeichen einer hämolytischen Anämie
  - Vermindert: Erythrozytenzahl, Hb, Hämatokrit, Haptoglobin
  - Erhöht: LDH, indirektes Bilirubin, Serumeisen, Retikulozyten
- Thrombozytopenie (je ausgeprägter, desto schlechter die Prognose)
- In manchen Fällen Leukozytopenie

Spezifische Labordiagnostik:
In den beiden zur Auswahl stehenden mikroskopischen Nachweisverfahren (dicker Tropfen und Blutausstrich) können verschiedene Entwicklungsstadien der Plasmodien differenziert werden: Trophozoiten, Schizonten und Gametozyten.
- **Dicker Tropfen:** Durch eine Konzentrierung der Erreger auf das 20–30-Fache ist diese Methode zum Screening geeignet.
  - Die Anfärbung erfolgt durch Giemsa-Färbung.
  - Die Blutzellen werden dabei lysiert, sodass nur die Zellkerne und die Plasmodien zur Darstellung kommen.
  - Eine Unterscheidung der Plasmodienarten ist jedoch schwierig.
- **Blutausstrich:** Die von Plasmodien befallenen Erythrozyten weisen im Blutausstrich charakteristische Veränderungen auf, anhand derer eine Unterscheidung der Plasmodienart möglich ist. Diagnostisch wegweisend sind die folgenden Beobachtungen (→ Abb. 18.2):
  - Mehr als eine Ringstruktur im selben Erythrozyten bei P. falciparum
  - Zwei Chromatinpunkte im selben Ring bei P. falciparum
  - Halbmondförmiger Gametozyt bei P. falciparum
  - Vergrößerte Erythrozyten bei P. vivax und P. ovale
  - Schüffner-Tüpfelung bei P. vivax und P. ovale
  - Ausgefranster Erythrozyt bei P. ovale (Kometenform)
  - Bandförmige Struktur im Erythrozyten bei P. malariae
- **Schnelltests:** Diese etwas neueren kommerziell erhältlichen Testmethoden beruhen auf einem parasitenspezifischen Antigennachweis. Sowohl Sensitivität als auch Spezifität sind für eine verlässliche Notfalldiagnostik nicht ausreichend.

> Ein negativer Test auf Malaria schließt eine Erkrankung nie aus! Bei anhaltender Symptomatik und weiter bestehendem Verdacht muss der Plasmodiennachweis in Intervallen von 12–24 h wiederholt werden.

■ Therapie

Die Wahl der Therapie richtet sich nach dem Erreger und der Resistenzlage der zuvor durchgeführten Chemoprophylaxe und dem klinischen Verlauf.

Komplizierte Malaria tropica:
- Behandlung auf der Intensivstation
- Chinin (i. v.) und Doxycyclin
- Artesunat (initial i. v.)

Unkomplizierte Malaria tropica:
- Atovaquon/Proguanil (Malarone)
- Artemether/Lumefantrin (Riamet)
- Eventuell Mefloquin (viele Nebenwirkungen und Resistenzen in Südostasien)

Malaria quartana:
- Chloroquin

Malaria tertiana:
- Chloroquin
- Zusätzlich Primaquin zur Verhinderung von Rezidiven (wirkt gegen Hypnozyten)

> **Vorsicht!** Bei Therapie mit Primaquin muss ein Glukose-6-Phosphat-Dehydrogenase-Mangel unbedingt vorher ausgeschlossen werden, da sonst hämolytische Krisen drohen.

■ Prävention

Die Prävention der Malaria besteht aus Expositionsprophylaxe und Chemoprophylaxe.
Auf konsequente **Expositionsprophylaxe** ist besonders nachts, in der Dämmerung und im

18 Ausgewählte Tropenerkrankungen

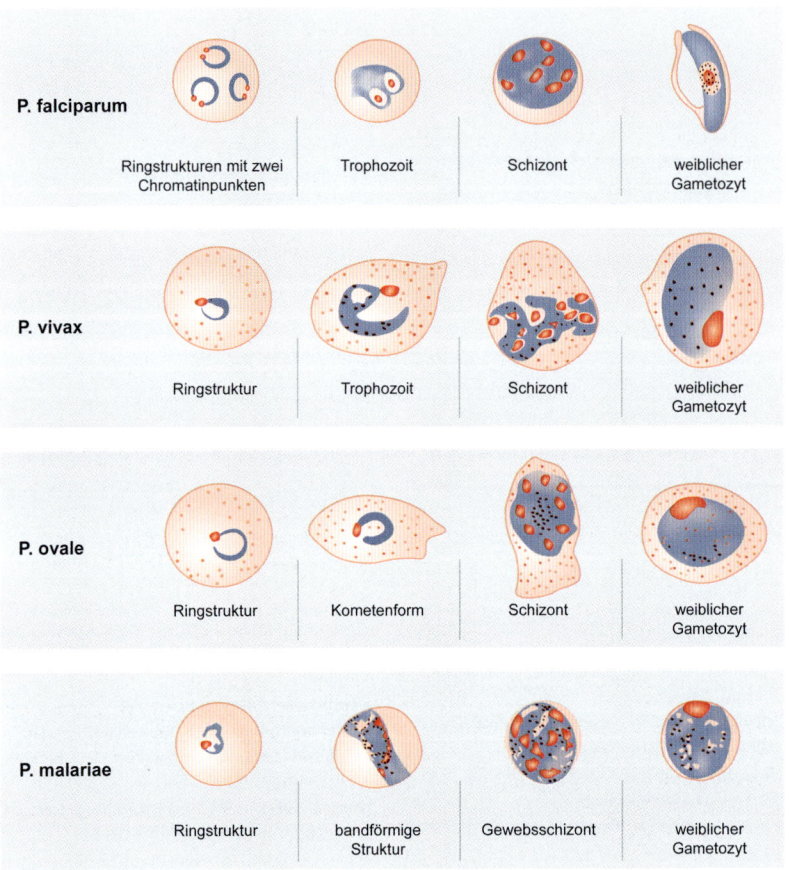

Abb. 18.2 Entwicklungsstadien der Plasmodien im Blutausstrich

Morgengrauen zu achten, da die Anophelesmücken vornehmlich nachtaktiv sind:
- Helle schützende Kleidung
- Repellents
- Moskitonetz

Die zur **Chemoprophylaxe** empfohlenen Medikamente sind abhängig von der jeweiligen Resistenzlage in den unterschiedlichen geografischen Regionen. Die aktuellen Empfehlungen werden jährlich von der Deutschen Tropenmedizinischen Gesellschaft (DTG) angepasst; eine entsprechende Malaria-Karte ist auf der Homepage der DTG unter www.dtg.org als Download verfügbar. Die folgenden Präparate stehen zur Verfügung:

- Mefloquin (Lariam)
- Atovaquon/Proguanil (Malarone)
- Doxycyclin (in Deutschland für diese Indikation nicht zugelassen, nur Off Label Use)

Bei Auftreten von Fieber während oder nach einem Aufenthalt in den Tropen oder in einem anderen Malaria-Endemiegebiet muss immer an Malaria gedacht werden. Auch eine richtig durchgeführte Malaria-Prophylaxe schließt eine Erkrankung nie aus. Reiseanamnese nicht vergessen!

■ CHECK-UP
- ☐ Erläutern Sie die Maßnahmen zur Prävention der Malaria.
- ☐ Beschreiben Sie den Zyklus der Malaria-Entwicklung im Menschen.
- ☐ Wie unterscheiden sich klinischer Verlauf und Diagnostik der verschiedenen Malaria-Formen?

Typhus abdominalis

■ Epidemiologie

Die Zahl der weltweit vorkommenden Krankheitsepisoden wird auf mehr als 30 Millionen geschätzt. Im Jahr 2011 wurden in Deutschland 59 Fälle an das RKI gemeldet, davon 93 % importiert (die meisten aus Indien).

■ Erreger

Der Erreger des Typhus ist **Salmonella enterica typhi.** Es handelt sich um peritrich begeißelte, **gramnegative Stäbchen** der Familie der Enterobakterien.

■ Übertragung

Die Übertragung erfolgt **fäkal-oral** über kontaminierte Nahrungsmittel (Speisen und Trinkwasser) oder direkt über die Hände. Der Mensch ist das einzige Erregerreservoir. Infektiosität besteht ab ca. 1 Woche nach Symptombeginn bis keine Erreger mehr im Stuhl nachweisbar sind. In bis zu 5 % der Infektionen können die Erreger nach Abklingen der Symptome nicht dauerhaft eliminiert werden, sodass es zu lebenslanger Ausscheidung kommt (**Dauerausscheider**).

■ Klinik

Die Inkubationszeit von Typhus beträgt 3–60 Tage. Typisch ist dann zunächst ein stufenweise langsam ansteigendes Fieber, das in ein septisches Kontinuafieber übergeht.
Weitere Symptome:
- Kopfschmerz, Husten
- Splenomegalie
- Bauchhautroseolen
- Typhuszunge (gräulich belegt mit Aussparung der Ränder)
- Benommenheit, bis hin zum Koma
- Obstipation, ab der 2. Woche erbsbreiartige Diarrhö

Besonderheiten:
- Kein Schüttelfrost trotz septischem Fieber
- Kein Ansprechen des Fiebers auf ASS
- Relative Bradykardie trotz Fieber
- Leukopenie trotz bakterieller Infektion
- Aneosinophilie (0 % Eosinophile im Differenzialblutbild)

Mögliche Komplikationen:
- Darmperforation oder -blutung
- Meningitis
- Salmonellensepsis bei AIDS-Patienten
- Reaktive Arthritis
- Dauerausscheider

■ Diagnostik

Neben typischer Klinik und Reiseanamnese (besonders hohes Risiko in Indien und Pakistan) kann folgende laborchemische Diagnostik einen Hinweis auf Typhus abdominalis liefern:
- Blutkultur in den ersten 2–3 Wochen
- Stuhlkultur ab der 2.–3. Woche; dann evtl. auch zusätzliche Serologie zur Antikörperbestimmung

■ Therapie

Es handelt sich um eine Systemerkrankung, die immer einer antibiotischen Therapie bedarf. Die Therapiedauer sollte mindestens 2 Wochen betragen:
- Ciprofloxacin
- Cephalosporine der 3. Generation (Ceftriaxon)
- Azithromycin

■ Prävention

- Lebensmittel- und Trinkwasserhygiene
- Es existiert ein oraler Lebendimpfstoff und ein parenteraler Totimpfstoff, die jeweils spätestens 10 Tage vor Expositionsbeginn (Einreise in ein Typhus-Endemiegebiet) verabreicht werden müssen. Die Wirksamkeit beträgt nur etwa 60 %, und der Impfschutz erlischt nach 1 Jahr bei der oralen und nach 3 Jahren bei der parenteralen Impfung.

■ CHECK-UP

☐ Beschreiben Sie Klinik und Therapie des Typhus abdominalis.

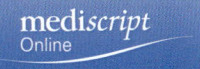

Und jetzt üben mit den wichtigsten IMPP-Fragen:
http://www.mediscript-online.de/Fragen/Vesenbeckh_Kap18
(Anleitung zum Einloggen s. Buchdeckel-Innenseite).

19 Antibiotika

- Allgemeines 89
- Wirkmechanismen und Wirkspektrum 89
- Antiinfektiva in der Schwangerschaft 93

Allgemeines

Bezüglich ihres Wirkungstyps lassen sich alle Antibiotika in zwei verschiedene Gruppen unterteilen:
- Die meisten Antibiotika wirken **bakterizid**, d. h. das Bakterienwachstum wird irreversibel geschädigt.
- Einige Antibiotika jedoch hemmen lediglich das Bakterienwachstum reversibel. Man bezeichnet sie als **bakteriostatisch:** Makrolide, Tetrazykline, Lincosamine (Clindamycin), Chloramphenicol.

Die folgenden Antibiotika **enthalten einen β-Laktam-Ring (Betalaktamantibiotika),** weswegen sie von sogenannten β-Laktamasen gehemmt werden können (Resistenzmechanismus mancher Bakterien):

- Penicilline
- Cephalosporine
- Carbapeneme
- Monobactame

β-Laktamase-Hemmer wiederum wirken über eine Inhibition bakterieller β-Laktamasen und können mit nicht β-Laktamase-festen Penicillinen kombiniert werden. Dadurch kann dieser bakterielle Resistenzmechanismus durchbrochen werden:

- Amoxicillin + **Clavulansäure**
- Ampicillin + **Sulbactam**
- Piperacillin + **Tazobactam**

■ CHECK-UP

☐ Nennen Sie 3 bakteriostatisch wirksame Antibiotika und beschreiben Sie deren Wirkmechanismus.

Wirkmechanismen und Wirkspektrum

Antibiotika entfalten ihre wachstumshemmende Wirkung durch Angriff an verschiedenen Orten im bakteriellen Organismus (→ Abb. 19.1):
- Folsäurestoffwechsel
- Zellwandsynthese
- DNS-Replikation
- Transkription
- Translation

In → Tab. 19.1 sind Wirkspektrum und typische Anwendungsgebiete für ausgewählte Antibiotika zusammengefasst. Manche Antibiotika haben ein sehr enges Wirkspektrum (Vancomycin wirkt nur gegen grampositive Bakterien), andere ein ausgesprochen weites (Breitspektrumantibiotika wie Tetrazykline).

- Bei **MRSA-Infektion** eingesetzte Antibiotika: Vancomycin, Linezolid
- Bei **C.-difficile-Infektion** (pseudomembranöse Kolitis) eingesetzte Antibiotika: Metronidazol, Vancomycin (nur oral)
- Gegen **Pseudomonas** wirksame Antibiotika: Piperacillin, Ceftazidim, Ciprofloxacin oder Levofloxacin, Imipenem oder Meropenem
- Gegen **Anaerobier** wirksame Antibiotika: Metronidazol, Carbapeneme, Chloramphenicol, Moxifloxacin, Clindamycin, Amino-/Acylaminopenicilline

19 Antibiotika

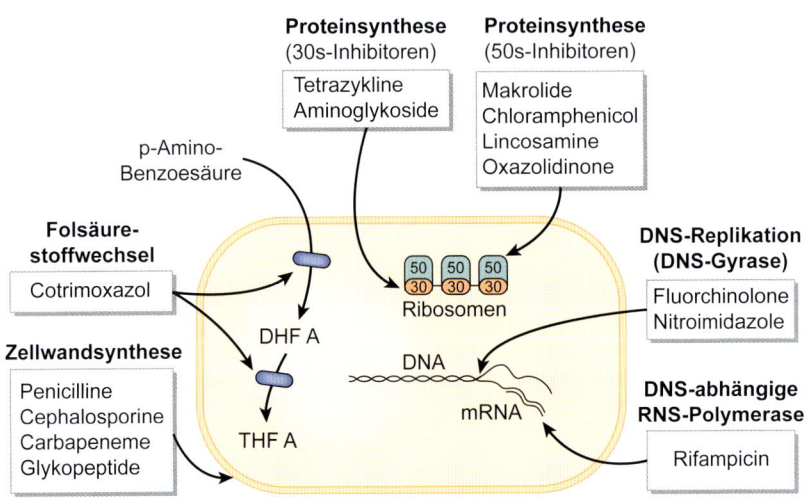

Abb. 19.1 Wirkorte der Antibiotika

Tab. 19.1 Antibiotische Wirkstoffe, Wirkspektrum und typische Anwendungsgebiete

Wirkstoff	Wirkspektrum	Anwendungen (Beispiele)
Penicilline		
Klassische Penicilline: Penicillin G (i.v.), Penicillin V (oral)	• Grampositive Kokken: Streptokokken, Pneumokokken • Gramnegative Kokken: Meningokokken, Gonokokken • Spirochäten: Borrelien, Leptospiren, Treponemen	Angina tonsillaris, Erysipel, Scharlach, Endocarditis lenta, Meningitis, Sepsis, Gonorrhö, Borreliose
Depotpenicillin (i.m.)	• Zusätzlich grampositive Anaerobier: Clostridium	Endokarditisprophylaxe, Gonorrhö, Lues
Aminopenicilline: Ampicillin, Amoxicillin	• Wie Penicillin G (schwächer) • Zusätzlich Enterokokken • Zusätzlich gramnegative Stäbchen wie Haemophilus, E. coli, Listerien, Salmonellen, Shigellen • **(Breitspektrum-Penicilline)**	Breite Anwendung von Harnwegsinfekt bis Pneumonie
Acylaminopenicilline: Mezlocillin, Piperacillin	• Wie Penicillin G (schwächer) • Zusätzlich weitere gramnegative Bakterien und Problemkeime wie Pseudomonas, Proteus, Klebsiellen, Enterobacter • **(Breitspektrum-Penicilline)**	Peritonitis, Sepsis, pseudomonaswirksam
Isoxazolylpenicilline (Penicillinasefeste Penicilline): Flucloxacillin, Oxacillin	• Wie Penicillin G (schwächer) • Zusätzlich β-Laktamase bildende Staphylokokken • **(Staphylokokken-Penicilline)**	Leichte Infektionen durch Staphylokokken: Furunkulose, Pneumonie, Wundinfektion
Cephalosporine		
Gruppe 1: Cefazolin (i.v.), Cefalexin (p.o.)	• Grampositive Bakterien • Einige gramnegative Bakterien inkl. E. coli, Proteus, Klebsiellen • Penicillinasefest (Staphylokokken)	Leichte, ambulant erworbene Infektionen
Gruppe 2: Cefuroxim	• Verbesserte Wirksamkeit gegenüber gramnegativen Bakterien • Penicillinasefest (Staphylokokken) • β-Laktamase-fest gegenüber den meisten gramnegativen Bakterien	Infektionen des Respirationstrakts, zur perioperativen Prophylaxe

Tab. 19.1 Antibiotische Wirkstoffe, Wirkspektrum und typische Anwendungsgebiete (Forts.)

Wirkstoff	Wirkspektrum	Anwendungen (Beispiele)
Cephalosporine		
Gruppe 3a: Cefotaxim, Ceftriaxon	• Deutlich verbesserte Wirksamkeit gegenüber gramnegativen Bakterien • Schlechter wirksam gegenüber grampositiven Bakterien und Staphylokokken • Unwirksam gegenüber Enterokokken • β-Laktamase-fest gegenüber den meisten gramnegativen Bakterien	Schwere Infektionen mit gramnegativen Keimen, Meningitis, Sepsis, Borreliose
Gruppe 3b: Ceftazidim	• Wie Gruppe 3a • Zusätzlich gut wirksam gegen Pseudomonaden • **(Breitspektrumantibiotikum)**	Lebensbedrohliche Infektionen, Meningitis, pseudomonaswirksam
Carbapeneme: Imipenem, Meropenem	• Grampositive Bakterien • Gramnegative Bakterien • Anaerobier • **(Breitspektrumantibiotikum)**	Reserve-Antibiotikum, schwere Infektionen (Sepsis, ESBL), pseudomonaswirksam
Tetrazykline: Tetracyclin, Doxycyclin	• Grampositive Bakterien • Gramnegative Bakterien • Zellwandlose Bakterien (Mykoplasmen) • Intrazelluläre Bakterien (Chlamydien, Rickettsien) • Spirochäten (Borrelien, Leptospiren, Treponemen) • **(Breitspektrumantibiotikum)**	Pneumonien, atypische Pneumonien, Borreliose, Syphilis, Legionellose
Aminoglykoside: Amikacin, Gentamicin, Tobramicin, Streptomycin	• Staphylokokken • Gramnegative Bakterien inkl. Enterobakterien, Pseudomonaden • **(Breitspektrumantibiotikum)**	Pneumonie, HWI, Endokarditis, Sepsis, Peritonitis (Aminoglykoside werden meist nur in Kombination mit Betalaktamantibiotika verwandt)
Makrolide: Erythromycin, Clarithromycin, Azithromycin	• Grampositive Bakterien • Einige gramnegative Bakterien wie Helicobacter, Legionellen, Haemophilus (außer Erythromycin) • Zellwandlose Bakterien (Mykoplasmen) • Intrazelluläre Bakterien (Chlamydien)	Alternative bei Penicillin-Allergie, oft in Pädiatrie verwandt, HNO-Infektionen, (atypische) Pneumonien, H.-pylori-Eradikation
Lincosamine: Clindamycin	• Grampositive Kokken • Penicillinasefeste Staphylokokken • Anaerobier	Schwere intraabdominelle Infektionen, Abszesse, Osteomyelitis
Fluorchinolone (Gyrasehemmer)		
Gruppe I: Norfloxacin	• Gramnegative Stäbchen	HWI
Gruppe II: Ciprofloxacin	• Besser wirksam gegenüber gramnegativen Bakterien • Teilweise grampositive Bakterien • Zellwandlose Bakterien (Mykoplasmen) • Intrazelluläre Bakterien (Chlamydien) • **(Breitspektrumantibiotikum)**	Atemwegsinfektionen, HWI, Salmonellen, Shigellen, pseudomonaswirksam

19 Antibiotika

Tab. 19.1 Antibiotische Wirkstoffe, Wirkspektrum und typische Anwendungsgebiete (Forts.)

Wirkstoff	Wirkspektrum	Anwendungen (Beispiele)
Fluorchinolone (Gyrasehemmer)		
Gruppe III: Levofloxacin	• Wie Gruppe II • Zusätzlich besser gegen grampositive Bakterien • Zusätzlich besser gegen zellwandlose Bakterien (Mykoplasmen) • Intrazelluläre Bakterien (Chlamydien) • **(Breitspektrumantibiotikum)**	Atypische Pneumonien, Haut-/Weichteilinfektionen, pseudomonaswirksam
Gruppe IV: Moxifloxacin	• Wie Gruppe III • Zusätzlich Anaerobier • **(Breitspektrumantibiotikum)**	Atemwegsinfektionen, Pneumonie, COPD
Co-trimoxazol (Trimethoprim + Sulfamethoxazol)	• Grampositive Bakterien • Gramnegative Bakterien • Pneumocystis jiroveci	HWI, Enteritiden, Pneumocystis-jiroveci-Pneumonie (PCP)
Chloramphenicol	• Grampositive Bakterien • Gramnegative Bakterien • Rickettsien • Anaerobier • **(Breitspektrumantibiotikum)**	Schwere Salmonelleninfektionen (Typhus, Meningitis) Wegen der hohen Toxizität wird Chloramphenicol nur in Einzelfällen bei multiresistenten Erregern eingesetzt.
Glykopeptide: Vancomycin, Teicoplanin	• Nur grampositive Bakterien	Pseudomembranöse Enterokolitis (nur oral), schwere MRSA-Infektion
Nitroimidazole: Metronidazol	• Anaerobier (Bacteroides, Clostridien) • Protozoen (Amöben, Lamblien, Trichomonaden)	Pseudomembranöse Enterocolitis, Amöben-, Lamblien-, Trichomonadeninfektionen
Oxazolidinone: Linezolid	• Grampositive Kokken (Streptokokken, Staphylokokken, Enterokokken)	Pneumonie, schwere Haut-/Weichteilinfektionen; resistente Keime: MRSA, VRE

Typische **Antibiotikanebenwirkungen** sind:
- Alkoholintoleranz: Cephalosporine, Metronidazol
- Allergische Reaktionen: Cephalosporine, Penicilline
- Hepatotoxizität: Fluorchinolone, Makrolide, Rifampicin, Tetrazykline
- Nephrotoxizität: Aminoglykoside, Cephalosporine, Glykopeptide, Tetrazykline
- Neurotoxizität: Aminoglykoside, Carbapeneme, Cephalosporine, Fluorchinolone, Metronidazol, Penicilline
- Ototoxizität: Aminoglykoside
- Fotosensibilisierung: Co-trimoxazol, Tetrazykline

■ CHECK UP

- ☐ Wie würden Sie eine MRSA-Infektion therapieren? Gehen Sie auf den Wirkmechanismus ein.
- ☐ Welche Antibiotika wirken gut gegen Anaerobier?
- ☐ Welche Antibiotika sind pseudomonaswirksam?

Antiinfektiva in der Schwangerschaft

In → Tab. 19.2 sind Antiinfektiva aufgeführt, die in Schwangerschaft und Stillzeit am ehesten eingesetzt werden können.

Tab. 19.2 Die folgenden Antiinfektiva kommen für eine Therapie in **Schwangerschaft** und **Stillzeit** unter vorsichtiger Kosten-Nutzen-Abwägung am ehesten zum Einsatz (in Klammern Medikamente 2. Wahl)

Antiinfektivum	Wirkstoff
Antibiotika	• Penicilline • Cephalosporine • (Makrolide, am ehesten Erythromycin)
Virostatika	• Aciclovir
Antimykotika	• Nystatin • (Clotrimazol)
Antimalariamittel	• Chloroquin • Proguanil • (Mefloquin, ab 2. Trimenon)
Antituberkulotika	• Isoniazid, in Kombination mit Vitamin B_6 • Rifampicin • Ethambutol • (Pyrazinamid)

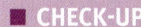 **CHECK-UP**

☐ Welche Antiinfektiva können am ehesten in der Schwangerschaft zum Einsatz kommen?

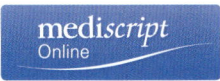

Und jetzt üben mit den wichtigsten IMPP-Fragen:
http://www.mediscript-online.de/Fragen/Vesenbeckh_Kap19
(Anleitung zum Einloggen s. Buchdeckel-Innenseite).

20 Infektionsschutz

- Infektionsschutzgesetz (IfSG) 95
- Impfungen 96
- Maßnahmen nach Exposition 99
- Hygiene 103

Epidemie
Eine Epidemie beschreibt das **örtlich und zeitlich begrenzte** Vorkommen einer (Infektions-)Krankheit (z. B. EHEC-Ausbruch in Deutschland 2011).

Endemie
Eine Endemie beschreibt das **örtlich begrenzte und zeitlich unbegrenzte** Vorkommen einer (Infektions-)Krankheit (z. B. Meningitisgürtel in Afrika).

Pandemie
Eine Pandemie beschreibt das **örtlich unbegrenzte und zeitlich begrenzte** Vorkommen einer (Infektions)-Krankheit (z. B. die weltweite Spanische Grippe 1918, Schweinegrippe 2009).

Infektionsschutzgesetz (IfSG)

Zum Schutz der Bevölkerung vor übertragbaren Krankheiten unterliegen viele Infektionskrankheiten einer gesetzlichen Meldepflicht. Manche Erkrankungen müssen nur durch den Laborarzt bei entsprechendem Erregernachweis gemeldet werden (entweder namentlich oder anonymisiert), bei anderen Erkrankungen fordert der Gesetzgeber die Meldung zusätzlich durch den behandelnden Arzt. Eine Übersicht über meldepflichtige Infektionserkrankungen gibt → Tab. 20.1.

Auch das gehäufte Auftreten von nosokomialen Erkrankungen ist nach IfSG § 6 meldepflichtig (wenn ein epidemiologischer Zusammenhang besteht, nicht namentlich). Eine einzelne **MRSA-Infektion** auf Station ist nicht meldepflichtig, wohl aber ein gehäuftes Auftreten. Außerdem ist der Nachweis von MRSA aus Blut oder Liquor nach § 7 meldepflichtig.
Jede behandlungsbedürftige **Tuberkulose** ist meldepflichtig, auch wenn (noch) kein Labor-

Tab. 20.1 Meldepflicht nach IfSG bei ausgewählten Infektionserkrankungen

Erkrankung	Meldung durch den Arzt bei Erkrankung (IfSG § 6)	Meldung durch das Labor bei Erregernachweis (IfSG § 7)
Adenovirus-Keratokonjunktivitis		✓[1]
FSME		✓
Legionellose		✓
MRSA (Blut, Liquor)		✓
Enteritis infectiosa:		
Campylobacter	#[2]	✓
E. coli	#	✓
Giardia lamblia	#	✓
Norovirus	#	✓
Rotavirus	#	✓
Salmonellen	#	✓
Shigellen	#	✓
Yersinia enterocolitica	#	✓
Entamoeba histolytica	#	
Lebensmittelintoxikationen	#	

20 Infektionsschutz

Tab. 20.1 Meldepflicht nach IfSG bei ausgewählten Infektionserkrankungen (Forts.)

Erkrankung	Meldung durch den Arzt bei Erkrankung (IfSG § 6)	Meldung durch das Labor bei Erregernachweis (IfSG § 7)
Botulismus	✓	✓
Cholera	✓	✓
Creutzfeld-Jakob	✓	✓
Diphtherie	✓	✓
HUS	✓	✓
Masern	✓	✓
Meningokokken-Meningitis/-Sepsis	✓	✓
Tollwut	✓	✓
Tuberkulose	✓	✓
Typhus abdominalis	✓	✓
Varizellen	✓	✓
Virushepatitis A–E	✓	✓
Echinokokkose		(✓)³
HIV		(✓)
Lues		(✓)
Malaria		(✓)
Konnatale Toxoplasmose		(✓)
Konnatale Röteln		(✓)

¹ Namentliche Meldung an das zuständige Gesundheitsamt (innerhalb von 24 h)
² Nur Meldepflicht bei gehäuftem Auftreten (mindestens 2 Fälle, mit vermutetem epidemiologischem Zusammenhang) oder wenn Betroffener im Lebensmittelbereich tätig ist
³ Nicht namentliche Meldung direkt an das RKI (innerhalb von 2 Wochen)

nachweis vorliegt. Weiterhin ist bereits der Nachweis säurefester Stäbchen im Sputum meldepflichtig (obwohl diese auch bei atypischer Mykobakteriose nachgewiesen werden). Auch Therapieabbrüche oder Verweigerungen müssen gemeldet werden.

■ CHECK-UP

- ☐ Welche sexuell übertragbaren Erkrankungen (STI) sind meldepflichtig?
- ☐ Unter welchen Bedingungen ist der Nachweis von MRSA meldepflichtig?

Impfungen

■ Aktive Immunisierung

Durch die Verabreichung eines Impfstoffes wird der Körper zur Bildung einer spezifischen Immunabwehr angeregt (u. a. Generierung von spezifischen Antikörpern). Dazu benötigt der Körper Zeit. Ein ausreichender Impfschutz wird i. d. R. 2 Wochen nach Gabe der 2. Impfdosis erreicht, sofern die Grundimmunisierung aus mehreren Dosen besteht. Wichtig ist es, den vom Hersteller empfohlenen Abstand zwischen den einzelnen Impfdosen einzuhalten und nach aller Möglichkeit **nicht** zu unterschreiten. Die Dauer des Impfschutzes nach erfolgreicher Grundimmunisierung ist vom Impfstoff abhängig und reicht von wenigen Monaten (Cholera, Influenza) bis zu mehreren Jahrzehnten (Hepatitis A, Masern, Mumps, Röteln).

Passive Immunisierung

Durch die Verabreichung von Immunglobulinen kann der Körper vorübergehend passiv gegenüber einer Infektion geschützt werden. Beispiele:
- Anti-Botulismus-Immunserum (vom Pferd)
- Anti-Diphtherie-Immunserum (vom Pferd)
- Tollwut-Immunglobulin
- Hepatitis-B-Immunglobulin
- Antiseren gegen Schlangenbisse

> Für ca. 6 Monate nach der Geburt ist das Neugeborene durch transplazentar übertragene mütterliche IgG-Antikörper passiv vor Infektionen geschützt, gegen die die Mutter bereits Antikörper gebildet hat (**Nestschutz, Leihimmunität**). Dadurch lassen sich jedoch kindliche IgG-Antikörper innerhalb des ersten Lebensjahres nicht diagnostisch bewerten.

Nebenwirkungen
- Gelegentlich kommt es **innerhalb von 72 h** nach erfolgter Impfung zu leichten Lokalreaktionen mit Rötung, Schwellung, Muskelkater an der Einstichstelle oder auch zu milden Allgemeinsymptomen wie Fieber, Kopf- und Gliederschmerzen.

Kontraindikationen
- Allergien gegen Inhaltsstoffe eines Impfstoffes (Antibiotika wie Neomycin, Streptomycin oder Hühnereiweiße)
- Bei angeborener oder erworbener Immunschwäche sollten Lebendimpfstoffe nach Möglichkeit nicht verabreicht werden (wenn unverzichtbar, anschließende Titerkontrolle empfohlen).
- In der Schwangerschaft erfolgen Impfungen nur nach strenger Risiko-Nutzen-Abwägung.
- Starke Nebenwirkungen in Zusammenhang mit einer Impfung stellen eine relative Kontraindikation für eine Wiederimpfung mit dem gleichen Impfstoff dar (sorgfältige Risiko-Nutzen-Abwägung)
- Nach akuten behandlungsbedürftigen Erkrankungen sollte mit einer Impfung 2 Wochen gewartet werden.

In → Tab. 20.2 sind verschiedene gängige Zusammensetzungen von aktuellen Impfstoffen aufgeführt. Dabei nehmen die Lebendimpfstoffe eine besondere Rolle ein, da sie zwar einerseits besonders immunogen sind (guter, lebenslanger Impfschutz bei Masern, Mumps, Röteln), andererseits aber auch mit erhöhten Impfrisiken einhergehen (vermehrungsfähige Erreger).

Konjugatimpfstoffe sind an Trägerproteine gekoppelte Polysaccharide. Es kommt zu einer T-Zell-abhängigen Immunantwort mit Stimulation des immunologischen Langzeitgedächtnisses. Insbesondere bei Kleinkindern unter 2 Jahren sind **Konjugatimpfstoffe den Polysaccharidimpfstoffen vorzuziehen,** da sie besser immunogen sind und i. d. R. einen längeren Impfschutz induzieren. Zudem konnte gezeigt werden, dass die wiederholte Gabe eines Polysaccharidimpfstoffes zu „Hyporesponsiveness" führt (Boosterung führt zu immer schlechter werdender Immunantwort).

Bei der **Impfung mit Lebendimpfstoffen** sind einge Besonderheiten zu beachten:
- Lebendimpfstoffe müssen zeitgleich verabreicht werden (am selben Tag); oder es muss ein Abstand von mindestens 4 Wochen zwischen der Verabreichung von zwei Lebendimpfstoffen eingehalten werden. Bei der Impfung mit einem Lebendimpfstoff und einem Totimpfstoff muss hingegen kein Abstand beachtet werden. Außerdem ist bei der oralen Typhus-Lebendimpfung kein Abstand notwendig.
- Vermehrte Nebenwirkungen treten 1–4 Wochen nach erfolgter Impfung auf:
  – Abgeschwächte Form der Erkrankung, gegen die geimpft wurde (Impfkrankheit): Exanthem bei Masern, Parotis-Schwellung bei Mumps, Fieber bei Gelbfieber
  – Vakzine-assoziierte Polioerkrankungen (bei oraler Poliovakzine Sabin)

Tab. 20.2 Zusammensetzung verschiedener Impfstoffe (Auswahl)

Art des Impfstoffes	Beispiele
Attenuierte Lebendimpfstoffe	
	• Masern, Mumps, Röteln • Varizella Zoster • Gelbfieber • Polio oral (Sabin) • Typhus oral • Rotavirus (oral)
Totimpfstoffe	
Inaktivierte Erreger	• FSME • Hepatitis A • Polio parenteral (Salk) • Tollwut
Toxoidimpfstoff (Toxine)	• Tetanus • Diphtherie
Spaltimpfstoff	• Influenza
Rekombinanter Impfstoff	• Hepatitis B
Polysaccharidimpfstoff	• Meningokokken • Pneumokokken • Typhus
Konjugatimpfstoff	• Meningokokken • Pneumokokken

20 Infektionsschutz

- In der Regel kontraindiziert bei Immunschwäche/symptomatischer HIV-Infektion
- Strenge Indikationsstellung in Schwangerschaft und Stillzeit: Die Lebendimpfstoffe Masern, Mumps, Röteln und Varizellen gelten als kontraindiziert in der Schwangerschaft).

Alle Totimpfstoffe können in beliebiger Kombination verabreicht werden. Anders als bei Lebendimpfstoffen müssen keine Zeitabstände zwischen den verschiedenen Totimpfstoffen untereinander oder zwischen Tot- und Lebendimpfungen eingehalten werden.

■ Impfempfehlungen der Ständigen Impfkomission (STIKO)

In → Tab. 20.3 und → Tab. 20.4 ist der Impfkalender für Deutschland zusammengefasst (Stand 2012).
Jeder Erwachsene sollte bei der nächsten fälligen **Tetanus-Diphtherie-Auffrischung (Td)** einmalig einen Kombinationsimpfstoff enthalten, der Pertussis enthält. Eine weitere Pertussis-Impfung wird aktuell nicht empfohlen.
Über die im Kindesalter empfohlene **Varizellen-Impfung** hinaus sollten auch die folgenden besonderen Personengruppen gegen Windpocken geimpft werden:

- Seronegative Frauen, die eine Schwangerschaft planen
- Seronegative Patienten vor Einleitung einer immunsuppressiven Therapie
- Patienten mit schwerer Neurodermitis, sofern keine Immunität durch zurückliegende Windpocken oder Impfung vorliegt, oder falls diese seronegativ sind
- Empfängliche Kontaktpersonen zu o. g. Personengruppen
- Seronegatives Personal im Gesundheitsdienst

Für bestimmte **Hepatitis-B-Risikogruppen** empfiehlt die STIKO eine Vor- bzw. Nachtestung:

- Die Vortestung dient dabei dem Ausschluss einer Hepatitis B-Infektion vor der Impfung (Bestimmung von Anti-HB$_c$). Die Vortestung

Tab. 20.3 Impfkalender mit Regelimpfungen für Säuglinge und Kleinkinder bis 2 Jahre

Impfung	Alter in Monaten				
	2	3	4	11–14	15–23
Tetanus	G1[1]	G2	G3	G4	N[2]
Diphtherie	G1	G2	G3	G4	N
Pertussis	G1	G2	G3	G4	N
Haemophilus influenzae b	G1	G2[3]	G3	G4	N
Poliomyelitis	G1	G2[3]	G3	G4	N
Hepatitis B	G1	G2[3]	G3	G4	N
Pneumokokken	G1	G2	G3	G4	N
Meningokokken C				G1 (ab 12 Monaten)	
Masern, Mumps, Röteln				G1	G2
Varizellen				G1	G2

[1] **G**rundimmunisierung bestehend aus Teilimpfungen G1–G4
[2] **N**achholimpfung
[3] Bei Anwendung eines Mono-Impfstoffes kann diese Dosis entfallen.

Tab. 20.4 Impfkalender mit Regelimpfungen für Kinder ab 2 Jahre, Jugendliche und Erwachsene

Impfung	Alter in Jahren					
	2–4	5–6	9–11	12–17	Ab 18	Ab 60
Tetanus	N[1]	A1[2]	A2		A (ggf. N)	
Diphtherie[3]	N	A1	A2		Td-Auffrischung alle 10 Jahre	
Pertussis	N	A1	A2			
Haemophilus influenzae b	N					
Poliomyelitis	N		A1		ggf. N	
Hepatitis B	N					

Tab. 20.4 Impfkalender mit Regelimpfungen für Kinder ab 2 Jahre, Jugendliche und Erwachsene (Forts.)

Impfung	Alter in Jahren					
	2–4	5–6	9–11	12–17	Ab 18	Ab 60
Meningokokken C	N					
Masern	N				S[4]	
Mumps, Röteln	N					
Varizellen	N					
Influenza						S (jährlich)
Pneumokokken						S[5]
Humanes Papillomavirus (HPV)				S (Mädchen)		

[1] **S**tandardimpfung
[2] **A**uffrischimpfung
[3] Ab dem 6. Lebensjahr wird eine reduzierte Dosis Diphtherie-Impfstoff verabreicht.
[4] Einmalige Impfung für alle nach 1970 geborenen Personen ab 18 Jahre, wenn Impfstatus unklar, ohne Impfung oder mit nur einer Impfung in der Kindheit
[5] Einmalige Impfung, Auffrischung nur für bestimmte Indikationen empfohlen

ist u. a. indiziert für Mitarbeiter des Gesundheitsdienstes oder Dialysepatienten.
- Die Nachtestung dient der Ermittlung des Impferfolges (Bestimmung von Anti-HB$_s$ 4–8 Wochen nach der 3. Dosis der Grundimmunisierung; bis zu 3 weitere Impfdosen wenn der Wert unter 100 IE/ml (Low-/Nonresponder) liegt.) Die Nachtestung ist indiziert für Personen mit beruflicher Exposition, Dialysepatienten und Personen über 40 Jahre (schlechtere Ansprechrate).
Im Kindes- und Jugendalter (→ Tab. 20.3 und → Tab. 20.4) ist bei Abwesenheit besonderer Risikofaktoren weder eine Vor- noch eine Nachtestung indiziert.

■ CHECK-UP

- ☐ Nennen Sie 5 Erkrankungen, gegen die in Deutschland ein Lebendimpfstoff zur Verfügung steht.
- ☐ Was ist bei Lebendimpfungen zu beachten?
- ☐ Was ist ein Nonresponder, und was können Sie dagegen tun?

Maßnahmen nach Exposition

Bei vielen Erkrankungen ist es möglich, durch eine medikamentöse Therapie nach erfolgter Exposition (Infektion), den Ausbruch der Erkrankung zu verhindern, die Wahrscheinlichkeit einer Erkrankung zu verringern oder die Symptome abzuschwächen **(Postexpositionsprophylaxe, PEP)**.

■ Diphtherie

Chemoprophylaxe: Enge Kontaktpersonen oder Träger toxinbildender Keime in der Umgebung eines Patienten mit Diphtherie sollten unabhängig von deren Impfstatus eine präventive antibiotische Therapie erhalten:
- Penicillin (i. m.)
- Erythromycin (p. o.)

Postexpositionelle Impfung: Liegt die letzte Diphtherie-Auffrischimpfung bereits mehr als 5 Jahre zurück, so sollte eine **Dosis eines Diphtherie-Impfstoffes** verabreicht werden.

Die Wiederzulassung von Kontaktpersonen zu an Diphtherie erkrankten Personen und zu Gemeinschaftseinrichtungen erfolgt
- am 3. Tag nach Beginn der antibiotischen Therapie, wenn kein Abstrich genommen wurde, oder
- für Patienten ohne antibiotische Therapie, wenn 3 Nasen-/Rachenabstriche im Abstand von 24 h negativ getestet wurden.

Die Entisolierung und Wiederzulassung von Erkrankten zu Gemeinschaftseinrichtungen erfolgt, wenn 3 Nasen-/Rachenabstriche im Abstand von 24 h negativ getestet wurden, wobei die Abstriche erst 24 h nach Ende der Therapie abgenommen werden dürfen.

20 Infektionsschutz

■ Hepatitis B

In → Tab. 20.5 sind die aktuellen Empfehlungen nach Exposition mit HBV-haltigem Material zusammengefasst.

■ HIV

Medikamentöse Postexpositionsprophylaxe:
Nach Nadelstichverletzung oder Schleimhautexposition mit HIV-haltigem Material sollte ohne Zeitverlust eine antiretrovirale Therapie eingeleitet werden. Das Risiko einer Übertragung von HIV wird auf 1 : 300 geschätzt. Die empfohlene Dauer der Therapie beträgt 4 Wochen. Für die Therapie stehen verschiedene Medikamentenkombinationen zur Verfügung:
- 2 NRTI + PI (oder NNRTI)
- Tenofovir/Emtricitabin + Lopinavir/Ritonavir (oder Efavirenz)
- Zidovudin/Lamivudin + Lopinavir/Ritonavir (oder Efavirenz)

■ Masern

Da es sich um einen Lebendimpfstoff handelt, ist eine **postexpositionelle Impfung** nur für immungesunde Kontaktpersonen indiziert, sofern sie nicht oder nur einmal geimpft wurden. Die Impfung sollte innerhalb von 3 Tagen und mit MMR-Impfstoff erfolgen **(Riegelungsimpfung).**
Liegt eine Abwehrschwäche vor, so kann bis 2–3 Tage nach einem Risikokontakt humanes Immunglobulin verabreicht werden **(passive Immunisierung).**

- Exponierte ohne Schutz gegenüber Masern (also ohne zurückliegende durchgemachte

Tab. 20.5 Schemata der Immunprophylaxe nach HBV-Exposition

Postexpositionelle Hepatitis-B-Prophylaxe bei Neugeborenen HB$_s$-Ag-positiver Mütter			
Befund Mutter	Maßnahme		
	HB-Impfstoff	HB-Immunglobulin	Sonstiges
HB$_s$-Ag-positiv	Innerhalb von 12 h post partum	Innerhalb von 12 h post partum	• Zweite Impfdosis nach 1 Monat und • dritte Impfdosis nach 6 Monaten **und** • Impferfolg durch serologische Kontrolle des Anti-HB$_s$-Titers sichern
HB-Ag-Status unbekannt	Innerhalb von 12 h post partum	Innerhalb von 7 d nach Geburt, wenn sich Mutter als HB$_s$-Ag-positiv erweist	

Postexpositionelle Hepatitis-B-Prophylaxe bei Exposition mit HBV-haltigem Material			
Befund Exponierter	Maßnahme		
Anti-HB$_s$ nach Grundimmunisierung ≥ 100 IE/l und letzte Impfung nicht länger als 5 Jahre zurück **oder** Anti-HB$_s$ innerhalb der letzten 12 Monate ≥ 100 IE/l	**Keine Maßnahme notwendig**		
Letzte Impfung 5–10 Jahre zurück	**Sofortige Verabreichung einer Hepatitis B Impfdosis**; möglichst innerhalb von 6 h		
Keine oder nur unvollständige Impfung **oder** Anti-HB$_s$ nach Grundimmunisierung < 100 IE/l **oder** Impferfolg nie kontrolliert **oder** Letzte Impfung länger als 10 Jahre zurück	**Sofortige Anti-HB$_s$-Testung des Exponierten**; möglichst innerhalb von 6 h		
	Aktueller Anti-HB$_s$-Wert	Maßnahme	
		HB-Impfstoff	HB-Immunglobulin
	≥ 100 IE/L	Nein	Nein
	≥ 10 bis < 100 IE/L	Ja	Nein
	< 10 IE/L	Ja	Ja
	Nicht innerhalb von 48 h bestimmbar	Ja	Ja

Infektion oder zweimalige Impfung) sollten laut RKI für 14 Tage keine Gemeinschaftseinrichtung besuchen.
- Die Wiederzulassung eines an Masern Erkrankten zu Gemeinschaftseinrichtungen ist nach Abklingen der klinischen Symptome, frühestens aber 5 Tage nach Beginn des Exanthems möglich.

■ Meningokokken

Chemoprophylaxe: Nach Auftreten eines Falles einer Meningokokken-Erkrankung sollte umgehend eine Chemoprophylaxe bei engen Kontaktpersonen durchgeführt werden. Sinnvoll ist dies bis 10 Tage nach dem letztem Risikokontakt:
- **Rifampicin** (Therapie über 2 Tage, Mittel der Wahl für Kinder)
- **Ciprofloxacin** (Einmalgabe, Alternative für Erwachsene)
- **Ceftriaxon** (Einmalgabe, Mittel der Wahl für Schwangere)

Postexpositionelle Impfung: Zusätzlich ist eine **postexpositionelle Meningokokken-Impfung** indiziert, sofern der Krankheitsfall durch eine impfpräventable Serogruppe verursacht wurde.

Ein an Meningokokken erkrankter Patient muss bis 24 h nach Beginn der antibiotischen Therapie isoliert bleiben.

■ Mumps

Da es sich um einen Lebendimpfstoff handelt, ist eine **postexpositionelle Impfung** nur für immungesunde Kontaktpersonen in Gemeinschaftseinrichtungen indiziert, sofern sie nicht oder nur einmal geimpft wurden. Die Impfung sollte möglichst innerhalb von 5 Tagen und mit MMR-Impfstoff erfolgen **(Riegelungsimpfung).**

- Exponierte ohne Schutz gegenüber Mumps (also ohne zurückliegende durchgemachte Infektion oder zweimalige Impfung oder ohne postexpositionelle Impfung innerhalb von maximal 5 Tagen) sollten laut RKI für 18 Tage keine Gemeinschaftseinrichtung besuchen.
- Die Wiederzulassung eines an Mumps Erkrankten zu Gemeinschaftseinrichtungen kann nach Abklingen der klinischen Symptome, frühestens aber 9 Tage nach Beginn der Erkrankung erfolgen.

■ Pertussis

Chemoprophylaxe: Enge Kontaktpersonen von Pertussis-Patienten, die über keinen ausreichenden Impfschutz verfügen, sollten eine Chemoprophylaxe mit Makrolidantibiotika erhalten. Geimpfte Kontaktpersonen sollten diese nur erhalten, wenn sie sich in der Nähe von gefährdeten Personen aufhalten (unvollständig geimpfte Säuglinge oder Kinder mit kardialen/pulmonalen Grunderkrankungen), da sie trotz Impfung durch Besiedelung eine Infektionsquelle darstellen können.

Postexpositionelle Impfung: Liegt die letzte Pertussis-Auffrischimpfung bereits mehr als 5 Jahre zurück, so kann die Verabreichung einer **Dosis eines Pertussis-Impfstoffes** erwogen werden.

- Exponierte müssen nicht von Gemeinschaftseinrichtungen ausgeschlossen werden, solange kein Husten auftritt.
- Ein an Pertussis erkrankter Patient muss bis 5 Tage nach Beginn der antibiotischen Therapie isoliert bleiben. Erst dann kann eine Wiederzulassung zu Gemeinschaftseinrichtungen erfolgen. Ohne antibiotische Therapie kann diese frühestens 3 Wochen nach Auftreten der ersten Symptome erfolgen.

■ Röteln

Da es sich um einen Lebendimpfstoff handelt, ist eine **postexpositionelle Impfung** nur für immungesunde Kontaktpersonen in Gemeinschaftseinrichtungen indiziert, sofern sie nicht oder nur einmal geimpft wurden. Die Impfung sollte möglichst frühzeitig und mit MMR-Impfstoff erfolgen **(Riegelungsimpfung).**
Erfolgt die Exposition während der Schwangerschaft, so wird bei fehlender Immunität (IgG-Antikörpertiter < 1 : 32) die **passive Immunisierung** mit Röteln-Immunglobulin innerhalb von 5 Tagen empfohlen (bis zur 18. Schwangerschaftswoche). Bis zur 12. Schwangerschaftswoche kann eine Interruptio erwogen werden. Die aktive Immunisierung ist in der Schwangerschaft kontraindiziert, da es sich um einen Lebendimpfstoff handelt!

Weder Erkrankte noch deren Kontaktpersonen müssen von Gemeinschaftseinrichtungen ausgeschlossen werden.

■ Tetanus

Im Fall einer Verletzung ist immer auch an eine Tetanus-Immunprophylaxe zu denken. Ob die Gabe von Tetanus-Immunglobulin und/oder einer Tetanus-Impfdosis nötig ist, muss anhand

20 Infektionsschutz

Tab. 20.6 Schema der Tetanus-Immunprophylaxe im Verletzungsfall

Anzahl der erhaltenen Tetanus-Impfdosen	Saubere/geringfügige Wunden		Alle anderen Wunden[1]	
	Tetanus-Impfung	Tetanus-Immunglobulin	Tetanus-Impfung	Tetanus-Immunglobulin
Unbekannt	JA	NEIN	JA	JA
0 oder 1				
2	JA	NEIN	JA	NEIN[2]
3 oder mehr	NEIN[3]	NEIN	NEIN[4]	NEIN

[1] Tiefe und/oder verschmutzte Wunden sowie alle Verletzungen mit Fremdkörpern, schwere Verbrennungen und Erfrierungen
[2] JA, wenn Impfung länger als 24 h zurückliegt
[3] JA, wenn letzte Impfung mehr als 10 Jahre zurückliegt
[4] JA, wenn letzte Impfung mehr als 5 Jahre zurückliegt

der Vorgeschichte der Tetanus-Immunisierung entschieden werden (→ Tab. 20.6).
- Wird eine Tetanus-Immunprophylaxe notwendig, ist diese **sofort nach der Verletzung** durchzuführen.
- Die Tetanus-Impfung sollte als **Kombinationsimpfstoff mit Diphtherie und Pertussis** verabreicht werden:
  – Kinder unter 6 Jahren: DTaP
  – Kinder über 6 Jahren und Erwachsene: Tdap (d. h. mit verringertem Diphtherie-Toxoid-Gehalt und verringerter azellulärer Pertussis-Komponente)

■ Tollwut

Kommt es zu einer Exposition gegenüber Tollwut sind alle potenziell kontaminierten Körperstellen und Wunden umgehend mit Seife, Wasser und 70-prozentigem Alkohol oder einem Jodpräparat zu reinigen.
Ist eine postexpositionelle Immunprophylaxe entsprechend → Tab. 20.7 indiziert, so sollte diese unmittelbar begonnen werden. Wird der Tollwutverdacht beim Tier anschließend durch tierärztliche Untersuchung entkräftet oder ist das verdächtige Tier nach 10 Tagen noch am Leben, kann die Immunprophylaxe abgebrochen oder als präexpositionelle Impfung fortgeführt werden.
Da die Tollwut eigentlich immer tödlich verläuft, sollte bei entsprechendem Expositionsrisiko (u. a. Reisende in Endemiegebiete, Jäger, Tierärzte) eine präexpositionelle Impfung erwogen werden.

■ Tuberkulose

Personen mit Exposition gegenüber Tuberkulose-Erkrankten werden im Rahmen einer Umgebungsuntersuchung erfasst (aktive Fallfindung). Nur die offene (Lungen-)Tuberkulose ist ansteckend. Ein signifikantes Risiko für eine Übertragung von Mensch zu Mensch besteht erst nach einer kumulativen Kontaktzeit von ca. 8 h.
Wenn bei einer Kontaktperson eine aktive Tuberkulose ausgeschlossen wird, jedoch eine Infektion nachgewiesen werden kann (positiver THT, QFT), spricht man von einer **latenten Tuberkulose-Infektion (LTBI)**: Die **Chemoprävention** dient der Behandlung der LTBI und hat das Ziel, den Ausbruch einer aktiven Tuberkulose zu verhindern. Für Kinder und andere Personengruppen mit erhöhtem Risiko für die Entwicklung einer aktiven Tuberkulose (u. a. HIV-Infizierte) wird eine chemopräventive Behandlung mit INH über 9 Monate empfohlen. Andere Therapieregime stehen zur Verfügung (z. B.: INH + RMP über 4 Monate).
Ziel der **Chemoprophylaxe** ist es, die Entstehung einer LTBI zu verhindern. Kinder unter 5 Jahren haben ein besonders hohes Risiko für die Entwicklung einer aktiven Tuberkulose nach Infektion. Auch erkranken sie häufig schwerer als Erwachsene (Miliartuberkulose, TB-Meningitis). Daher wird für diese Altersgruppe auch bei negativem THT oder QFT die Einleitung einer INH-Therapie empfohlen (Chemoprophylaxe). Nach 8 Wochen sollte eine erneute Testung erfolgen. Ist das Ergebnis positiv, muss die Therapie als Chemoprävention fortgeführt werden. Ist der Test weiterhin negativ, kann die prophylaktische Behandlung abgebrochen werden.

■ Varizellen

Postexpositionelle Impfung: Bei empfänglichen Personen (ohne vollständige Impfung und ohne Varizellen-Infektion in der Anamnese) mit Risikokontakt sollte eine postexpositionelle Impfung erfolgen. Dies ist innerhalb von 5 Tagen nach Exposition oder 3 Tagen nach Exanthembeginn beim Indexfall möglich.
Postexpositionelle Gabe von Varizellen-Immunglobulin (VZIG): Ist die Impfung von empfänglichen Personen mit dem Varizella-Lebend-

Tab. 20.7 Schema der Immunprophylaxe nach Tollwutexposition

Grad der Exposition	Art der Exposition durch tollwutinfiziertes oder -verdächtiges Tier	Art der Exposition durch Tollwutimpfstoffköder	Immunprophylaxe
I	Berühren/Belecken (Haut intakt)	Berühren (Haut intakt)	Keine Immunprophylaxe
II	Lecken/Knabbern (Haut nicht intakt) oder Oberflächliche Kratzer (nicht blutend)	Kontakt mit Impfflüssigkeit eines beschädigten Köders (Haut nicht intakt)	Tollwutschutzimpfung[1]
III	Speichelkontakt mit Schleimhaut oder Wunde oder Bissverletzungen/Kratzwunden oder V. a. Biss/Kratzer oder Schleimhautkontakt durch Fledermaus	Kontakt von Schleimhaut/frischer Wunde mit Impfflüssigkeit eines beschädigten Köders	Tollwutschutzimpfung[1] und Tollwutimmunglobulin[2] (simultan zu erster Dosis der Impfung)

[1] Die Schutzimpfung ist sofort zu beginnen (1. Dosis an Tag 0) und durch weitere Impfdosen zu vervollständigen (Tage 3, 7, 14, 28).
[2] Von dem Tollwutimmunglobulin sollte so viel wie möglich in und um die Wunde instilliert, die verbleibende Menge i. m. injiziert werden.

impfstoff nicht möglich (Schwangerschaft, Immunsuppression), sollte innerhalb von 72–96 h nach Exposition VZIG verabreicht werden. Diese Maßnahme ist auch für Neugeborene indiziert, deren Mutter 5 Tage vor bis 2 Tage nach Entbindung an Varizellen erkrankt.

Bei unkomplizierten Windpocken sollte die Wiederzulassung zu Gemeinschaftseinrichtungen erst 7 Tage nach Beginn der Symptome erfolgen.

■ CHECK-UP

- ☐ Nennen Sie 5 Erkrankungen, bei denen eine postexpositionelle Impfung indiziert ist. Was ist jeweils dabei zu beachten?
- ☐ Erläutern Sie das Schema der Postexpositionsprophylaxe für Tetanus und Tollwut.
- ☐ Wie behandeln Sie ein Neugeborenes einer HB_s-Ag-positiven Mutter?
- ☐ Einer Ihrer ärztlichen Kollegen sticht sich an der Nadel beim Blutabnehmen. Sie wissen dass der Patient mit Hepatitis B infiziert ist. Welche Maßnahmen leiten Sie ein und woran ist zu denken?

Hygiene

■ Nosokomiale Infektionen

- **Definition:** Als nosokomiale Infektionen werden Infektion bezeichnet, die nach der Aufnahme in eine medizinische Einrichtung erfolgen. (Dementsprechend ist ein anderes Keimspektrum zu erwarten; meist auch mit einer erhöhten Resistenzlage einhergehend.)
- Am häufigsten tritt die **nosokomiale HWI** (meist E. coli). Die Indikation für einen Blasenkatheter sollte streng gestellt und ein regelmäßiger Wechsel des Katheters vorgenommen werden (alle 2 Wochen).
- An zweiter Stelle steht die **nosokomiale Wundinfektion** (meist Staphylococcus aureus, Staphylococcus epidermidis oder Pseudomonas aeruginosa) und die **nosokomiale Kathetersepsis** (Staphylococcus epidermidis).
- An dritter Stelle steht die **nosokomiale Pneumonie:** In Abgrenzung zur ambulant erworbenen Pneumonie CAP (Community Acquired Pneumonia) spricht man von nosokomial erworbener Pneumonie HAP (Hospital Acquired Pneumonia):
  - Frühe HAP: 24 h nach Aufnahme bis Tag 5 nach Aufnahme (Erregerspektrum wie bei CAP)
  - Späte HAP: ab Tag 5 nach Aufnahme (Erregerspektrum: gramnegative Keime, Sta-

20 Infektionsschutz

phylococcus aureus und MRSA, insbesondere bei beatmeten Patienten)

> Die wichtigste Maßnahme zur Vermeidung von nosokomialen Infektionen ist die Händehygiene des medizinischen Personals: ausreichende Händedesinfektion erforderlich!

■ Multiresistente Keime

- **Methicillinresistenter Staphylococcus aureus (MRSA):**
  - MRSA bildet ein modifiziertes Penicillin-Bindeprotein (PBP), sodass β-Laktam-Antibiotika nicht mehr daran binden können und die irreversible Hemmung daher ausbleibt. Dadurch sind diese Staphyloccus-aureus-Stämme grundsätzlich resistent gegenüber β-Laktam-Antibiotika (Penicilline, Cephalosporine, Carbapeneme, Monobactame). Die Ursache der Resistenz liegt in diesem Fall also nicht in der Bildung einer β-Laktamase!
  - Die asymptomatische Besiedlung der Nasenschleimhaut mit Staphylococcus aureus ist sehr häufig. Daher kommt auch eine Besiedlung mit MRSA vor.
  - Maßnahmen bei asymptomatischen Trägern von MRSA: Eradikationsversuch mit Mupirocin-Nasensalbe, ggf. Waschen des gesamten Körpers mit antiseptischer Lösung, Hygienemaßnahmen (gründliche Händedesinfektion und Schutzkleidung) und umgehende Isolierung des Patienten (evtl. Kohortenisolation)
  - Vancomycin und Linezolid eignen sich meist zur Therapie bei symptomatischer Infektion
- **Extended-Spectrum-β-Laktamase (ESBL):**
  - Überwiegend bei gramnegativen Stäbchen (E. coli, Klebsiellen)
  - Hygienemaßnahmen (gründliche Händedesinfektion und Schutzkleidung) sowie umgehende Isolierung des Patienten
  - Antibiogrammgerechte Therapie (Carbapeneme oft wirksam)!

■ CHECK-UP

☐ Wie sind frühe und späte nosokomiale Pneumonie definiert?

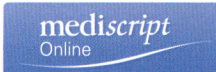

Und jetzt üben mit den wichtigsten IMPP-Fragen:
http://www.mediscript-online.de/Fragen/Vesenbeckh_Kap20
(Anleitung zum Einloggen s. Buchdeckel-Innenseite).

Register

Symbol
7S-Immunglobulin 81

A
Abdomensonografie 53
Aciclovir 23
Acrodermatitis chronica atriphicans 78
Adenovirus 73
Adenoviridae 22
Adenovirus-Keratokonjunktivitis 95
AIDS 75
akute Hepatitis B 53
akute Hepatitis C 54
akute HIV-Krankheit 75
akutes retrovirales Syndrom 75
allergisches Kontaktekzem 2
Amintest 62
Amöbenabszess 45
Amöbenruhr 45
Amöbiasis 27, 45
– extraintestinale 45
– intestinale 45
Amoxicillin-Clavulansäure 34
Amphotericin B 26
Ampicillin 55
Ampicillin-Sulbactam 34
anaphylaktischer Schock 2
Ancylostoma duodenale 29
Angina catarrhalis 73
Angina Plaut-Vincenti 74
Angina tonsillaris, eitrige 73
Anophelesmücke 83
Antibiose 74
Antibiotika 89
– bakteriostatische 89
– bakterizide 89
– Betalaktam- 89
– Cephalosporine 89
– Fluorchinolone 89
– Gyrasehemmer 89
– Nebenwirkungen 89
– Penicilline 89
antibiotikaassoziierte Diarrhö 48
Antibiotikaresistenz 11
Anti-Botulismus-Immunserum 97
Anti-Diphtherie-Immunserum 97
Antiinfektivum 93
Antimykotikum 26
Antitoxin 74
Aortenaneurysma 63
Arenaviridae 22
Argyll-Robertson-Phänomen 63
Artemether 85
Artesunat 85
Arthritis, reaktive 1
Ascaris 49
Ascaris lumbricoides 29
Askaridose 29
Aspergillen 55
Aspergillom 25
Aspergillose, invasive 25
Aspergillus fumigatus 25
atopischer Formenkreis 2
Atovaquon 85
attentuierter Lebendimpfstoff 97
atypische Mykobakteriose 76
Autoimmunerkrankungen 1
Autoimmunhepatitis 1
Azithromycin 63, 87

B
Bacillus-cereus-Toxin 49
Bakteriämie 33
bakterielle Meningitis 55
bakterielle Vaginose 62
Bakterien
– Adhäsine 11
– aerobe 12
– Biofilm-bildende 13
– Endotoxine 11
– Exfoliatine 11
– Exotoxine 11
– fakultativ anaerobe 12
– humanpathogene 11, 15
– Invasionsfaktoren 11
– Leukozidine 11
– mikroaerophile 12
– Protein A 11
– sporenbildende 13
– Standardmethoden zur Differenzierung 17
– Zythopathogenität 11
Bakterienstruktur 12
Balantidiose 27
Balantidium coli 27
Bandwürmer 29
bekapselte Kokken 12
Betalaktamase 11
Bilharziose 29
Biochemie 17
biofilmbildende Bakterien 13
Blasenkatheter 61
Blutegel 29
blutige Diarrhö 48
Blutparasiten 27, 83
Bonjour-Tropfen 63
Borrelia afzelii 77
Borrelia-burgdorferi-sensu-lato-Komplex 77
Borrelia burgdorferi sensu stricto 77
Borrelia garinii 77
Borrelia spielmanii 77
Borrelien-Lymphozytom 77
Borreliose 77
Botulismus 47, 95
Breitspektrumantibiotika 89
Brivudin 67
Bronchitis 42
– akute 42
– bakterielle 42
– chronisch obstruktive 42
– COPD 42
– virale 42
Brudzinski-Zeichen 55

Register

Bunyaviridae 22
Burkitt-Lymphom 79

C
Caliciviridae 22
Campylobacter 49, 95
Campylobacter jejuni 49
Candida albicans 25, 74
Candidiasis, invasive 26
Candidosis interdigitalis 25
Carbapeneme 89
Carrier-Status 52
Caspofungin 26
CCR5-Inhibitoren 77
Cefotaxim 55, 82
Ceftriaxon 55, 63, 78, 87
Cephalosporin 55
Chagas 27
Chemoprophylaxe 6
Chinin 85
Chlamydia trachomatis 64
Chloramphenicol 89
Chloroquin 85
Cholangitis 1
Cholera 96
chronische Hepatitis B 53
chronische Hepatitis C 54
Ciliaten 27
Ciprofloxacin 62, 87, 91
Clindamycin 60, 89
Clostridium-botulinum-Toxin 49
Clostridium perfringens 71
Clotrimazol 62
CMV-Infektion 22
CMV-Infektion, konnatale 10
CMV-Virusinfektion 76
Collitis ulcerosa 1
Common Variable Immunodeficiency 2
Condylomata accuminata 64
Condylomata plana 64
Coronaviridae 22
Corynebacterium diphtheriae 35, 74
Co-trimoxazol 76
Coxsackie-A-Virus 74
CRB-65-S 40
Creutzfeld-Jakob-Krankheit 6, 96
Cryptococcus neoformans 25
Cryptosporidiose 27
Cryptosporidium 27

D
Darmegel 29
Darmparasiten 27
Dellwarze 69
De Ritis-Quotient 53
Dermatophyten 25
Deutschen Tropenmedizinischen Gesellschaft 86
Diagnostik 17
– Labor 17
– Materialentnahme 17
– Transport 17
Diarrhö
– antibiotikaassoziierte 48
– blutige 48
– Clostridium-difficile-assoziierte 48
– sekretorische 48

Dickdarmparasit 29
Di-George-Syndrom 2
dilatative Kardiomyopathie 34
Diphtherie 74, 96, 99
Diphtherie-Auffrischimpfung 99
Diphylobotrium latum 29
Diplokokken 12
DNS 21
Doxycyclin 64, 78
Dreitagefieber 80
DTG 86
Dünndarmparasit 27

E
EBV 79
– Arzneimittelexanthem 81
Echinococcus granulosus 29
Echinococcus multilocularis 29
Echinokokkose 95
E. coli 95
Efavirenz 100
Ektoparasiten 27
Elephantiasis 29
Emtricitabin 100
Endemie 95
Endokarditis 33
– carditis acuta 33
– carditis 33
– Duke-Kriterien 33
Endokarditis lenta 33
Endokarditisprophylaxe 34
Entamoeba histolytica 27, 45, 95
Entecavir 54
Enterobius vermicularis 29
Enterokolitis, pseudomembranöse 48
enterotoxinbildende Escherichia coli 49
Enterotoxine 46
Enzephalitis, Japanische 57
Enzephalomyelitis 78
Enzephalopathie, HIV-assoziierte 76
Epidemie 95
epidemische Keratokonjunktivitis 73
Epidermophyton 25
Epiglottitis 81
– Fremdkörperaspiration 81
– Pseudokrupp 81
– subglottische Laryngitis 81
Epstein-Barr-Virus 79
Erkrankungen
– exanthematöse 79
– kardiovaskuläre 77
Erysipel 70
Erythema (chronicum) migrans 77
Erythema infectiosum 80
Erythromycin 81
Escherichia coli, enterotoxinbildende 49
Exanthem
– Arzneimittel- 81
– Eczema herpeticatum 81
– petechiales 55
Exanthema subitum 80
exanthematöse Erkrankungen 79
Exfoliatin 70
Exposition 99
extraintestinale Amöbiasis 45

F
Fasciitis necroticans 71
Fasciola hepatica 29
Fasciolopsis buski 29
Feigwarze 64
Fieber, rheumatisches 81
Filarie 29
Filariose 29
Filoviridae 22
Fischbandwurm 29
Flagellaten 27
Flaviviridae 22
Flucloxacillin 60
Fluconazol 26
Fluoreszenz-Treponema-Antikörper-Absorptionstest 63
Flussblindheit 29
Formenkreis, atopischer 2
Fosfomycin 62
Fournier-Gangrän 71
Frühsommer-Meningo-Enzephalitis 78
FSME 57, 78, 95
FTA-Abs 63
Fuchsbandwurm 29
Fusionsinhibitoren 77
Fusobacterium fusiforme 74

G
Ganciclovir 23
Gasbrand 71
Gastroenteritiserreger 49
Gaumenmandel, ulzeröse 74
Geißeln 11
Geißeltierchen 27
genitaler Herpes 64
Gentamicin 34
Geschlechtsverkehr, ungeschützter 62
Giardia lamblia 27, 95
Gingivostomatitis herpetica 74
Glomerulonephritis 70, 73
Glukose-6-Phosphat-Dehydrogenase-Mangel 85
Gonokokken 12
Gramfärbung 12
– Carbolfuchsin 12
– Gentianviolett 12
grampositive Kokken 16
Gregg-Trias 10, 80
Grippe, epidemische 41
Grundimmunisierung 96
Gürtelrose 67

H
Haarleukoplakie 76, 79
HAART 76
Haemophilus influenzae 42
Haemophilus-influenzae-b-Impfung 81
Hakenwurm 29
Hämagglutinationshemmtest 23
Harnwegsinfektion 61
Hashimoto-Thyreoiditis 1
Haufenkokken 12
Hautmykose 26
HAV 51
HBV 51
HCV 51
HDV 51
Hefen 25
Helminthe 29
Hepadnaviridae 22
Hepatitis B 51
– akute 53
– chronische 53
Hepatitis 51
Hepatitis-B-Immunglobulin 97
Hepatitis C 51
– akute 54
– chronische 54
Hepatitis D 51
Hepatitisvirus 51
Hepeviridae 22
Herpangina 74
Herpes, genitaler 64
Herpes genitalis 64
Herpes-Meningitis 55
Herpes neonatorum 10
Herpesviridae 22
Herpesvirus, humanes 22
Herpes zoster 67
HEV 51
HHV-6 80
HHV-7 80
Himbeerzunge 80
Hinterstrangdemyelinisierung 63
Histoplasmose 76
HIV 75, 96
– Hauptgruppen 75
– medikamentöse Postexpositionsprophylaxe 100
HIV-1M 75
HIV-Antikörper 75
HIV-assoziierte Enzephalopathie 76
HIV-Infektion 75
HIV-Krankheit, akute 75
HIV-Pandemie 75
HIV-Screening 77
hochaktive antiretrovirale Therapie 76
Hochrisikogruppen 75
Holzbock 77
Honeymoon-Zystitis 61
HPV 64
HSV-Virusinfektion 76
Hühnereiweiß 97
humanes Herpesvirus 22
humanes Papillomavirus 64
Human Immunodeficiency Virus 75
humanpathogenes Bakterium 11, 15
humanpathogener Pilz 25
humanpathogenes Virus 22
Hundebandwurm 29
HUS 96
Hutchinson-Trias 9
HWI 61
– ambulant erworbener 61
– komplizierter 61
– nosokomial erworbener 61
– rezidivierender 61
– unkomplizierter 61
Hyaluronidase 11
Hydrops fetalis 80
Hyporesponsiveness 97

Register

I
IfSG 95
Immundefekt 2
– Iatrogener 2
– variabler 2
Immunität 1, 2
– adaptive 1
– angeborene 1
– erworbene 1
– spezifische 1
– unspezifische 1
Immunprophylaxe 100
Impetigo contagiosa 70
Impfkalender 98
– Regelimpfungen 98
– Ständige Impfkommission 98
– STIKO 98
Impfschutz 96
Impfstoff, rekombinanter 97
Infektion 5, 54
– nosokomial 103
infektiöse Endokarditis 33
infektiöse Mononukleose 74
Infestation 5
Influenza, saisonale 41
Influenza-A-Genom 41
Inkubationszeit 5, 7
Integrase-Inhibitoren 77
Interferon 23
Interferon-γ-Test 38
intestinale Amöbiasis 45
invasive Aspergillose 25
invasive Candidiasis 26
invasives Zervixkarzinom 76
Itraconazol 26
Ixodes ricinus 77

J
Janeway-Läsionen 33
Japanische Enzephalitis 57

K
Kala-Azar 27
Kandidose 76
Kandidose, mukokutane 25
Kaposi-Sarkom 76
Kardiomyopathie, dilatative 34
kardiovaskuläre Erkrankungen 77
Keratokonjunktivitis, epidemische 73
Keratoconjunktivitis epidemica 73
Kernig-Zeichen 55
Ketoconazol 26
Kettenkokken 12
Kissing Disease 79
Klebsiella 61
Knochenmarksdepression 77
Knochentuberkulose 59
Knospung 19
Koinfektion 5
Kokken 12
– bekapselte 12
– grampositive 16
Kolibakterium 12
Kolitis, pseudomembranöse 89
Kolonisation 5
kongenitales Varizellensyndrom 10

Konjugatimpfstoff 97
konnatale CMV-Infektion 10
konnatale Lues 9
konnatale Röteln 9
konnatale Toxoplasmose 9
Kontaktekzem, allergisches 2
Korynebakterien 12
Krätzmilbe 68
Kryptokokkose 76
Kryptosporidose 76
kutane Leishmaniose 27

L
Lamblia intestinalis 27
Lamivudin 54, 100
Laryngitis supraglottica 81
Laryngotracheitis 80
LAS 75
Lasègue-Zeichen 55
Latexagglutinationstest 55
Latenzzeit 7
LDS 77
Lebendimpfstoff, attentuierter 97
Lebensmittelintoxikationen 95
Lebensmittelrückstellprobe 46
Leberbiopsie 53
Leberegel 29
Leber, Entzündungen der 51
Leberzirrhose 51
Legionellenpneumonie 40
Legionellose 95
Leishmanien 27
Leishmaniose
– kutane 27
– viszerale 27
Leukenzephalopathie, progressive multifokale 76
Levofloxacin 62, 92
Lincosamine 89
Linezolid 60, 92
Lipase 11
Lipodystrophiesyndrom 77
Listerien 55
Loa Loa 29
Loiasis 29
Lopinavir 100
Lues 96
Lues, konnatale 9
Lumefantrin 85
Lungenegel 29
Lungentuberkulose 59
Lyme-Erkrankung 35
Lymphadenopathie, nuchale 80
Lymphadenopathie-syndrom 75
Lymphadenosis cutis benigna 77
Lymphknotenschwellung, periaurikuläre 73

M
Madenwurm 29
Makrolide 64, 89
Malaria 83, 96
– Blutausstrich 85
– Chemoprophylaxe 85
– dicker Tropfen 85
– Expositionsprophylaxe 85
– intraerythrozytäre Schizogonie 83
– intrahepatische Schizogonie 83

- Plasmodiennachweis 85
- Schüffner-Tüpfelung 85
- Sporogonie 83
- Wechselfieber 84
Malaria-Karte 86
Malaria quartana 83
Malaria quotidiana 83
Malaria tertiana 83
Malaria tropica 83
Malassezia furfur 25
Masern 80, 96
- postexpositionelle Impfung 100
- Riegelungsimpfung 100
Masernenzephalitis 80
Masernpneumonie 80
Mefloquin 85
Meningitis 55
- bakterielle 55
- virale 55
Meningoenzephalitis 25
Meningokokken 12, 55
- Chemoprophylaxe 101
- postexpositionelle Impfung 101
Meningokokken-Meningitis 55, 96
Meningokokken-Sepsis 96
Meningoradikulitis Bannwarth 77
Mesaortitis syphilitica 63
Metronidazol 62, 64
Microsporum 25
Mikroskopie 17
Mikrosporie 25
Milzruptur 79
Molluscum contagiosum 69
Molluscum-contagiosum-Virus 69
Mononukleose, infektiöse 74
Moraxella catarrhalis 42
Morbus Bechterew 1
Morbus Crohn 1
Morbus Hodgkin 79
Moxifloxacin 92
MRSA 95, 104
MTB-Komplex 37
mukokutane Kandidose 25
Mumps
- postexpositionelle Impfung 101
- Riegelungsimpfung 101
Mundsoor 25
Myasthenia gravis 1
Mycobacterium tuberculosis 59
Mycobacterium-tuberculosis-Komplex 37
Mykobakterium 37
Mykobakteriose 37
- atypische 76
Myokarditis 34

N
Nachtestung 99
Nagelbefall 25
Nasopharynxkarzinom 79
NAT 76
Necator americanus 29
Nekrose 71
Nematoden 29
Neomycin 97
neonatale Varizellen 10
Neuroborreliose 77, 78

Neutralisationstest 23
Nicht-Nukleosid-Reverse-Transkriptase-Inhibitoren 76
Nitrofurantoin 62
NNRTI 76
Non-Hodgkin-Lymphom 76
Norfloxacin 91
Norovirus 47, 95
Norovirusinfektion 47
nosokomiale Infektion 103
NRTI 76
nuchale Lymphadenopathie 80
Nukleinsäurenachweis-Test 76
Nukleosid-/Nukleotid-Reverse-Transkriptase-Inhibitoren 76
Nystatin 62

O
Onchocerca volvulus 29
Onychomykose 25
Organmykose 26
Orientbeule 27
Orthomyxoviridae 22
Osler-Knötchen 33
Ösophagitis 76
Osteomyelitis 59
Otitis externa 25
Otitis media 80
Oxyuriasis 29

P
Pandemie 95
Panenzephalitis 80
Papanicolaou-Färbung 27
Papillomaviridae 22
Paragonimiasis 29
Paragonimus westermani 29
Paramyxoviridae 22
Paramyxovirus 80
Parasiten 27
Parasiteninfektionen 31
Pärchenegel 29
Parvoviridae 22
Parvovirus B19 80
PCP 27
PcP 76
PCR 18
Peginterferon-alfa-2a 54
Peginterferon 54
Peitschenwurm 29
periaurikuläre Lymphknotenschwellung 73
Peritonsillarabszess 74
Pertussis
- Chemoprophylaxe 101
- postexpositionelle Impfung 101
Pertussis-Impfung 98
petechiales Exanthem 55
Pfeiffer-Drüsenfieber 79
Picornaviridae 22
Pigmentstörungen 25
Pilz, humanpathogen 25
Piperacillin 89
Pityriasis versicolor 25
Plasmodium 27, 83
Plasmodium falciparum 83
Plasmodium knowlesi 83

109

Register

Plasmodium malariae 83
Plasmodium ovale 83
Plasmodium vivax 83
PML 76
PMTCT 77
Pneumocystis 76
Pneumocystis jiroveci 27
Pneumocystis-jiroveci-Pneumonie 76
Pneumocystis-Pneumonie 27
Pneumokokken 12
Pneumonie 39
– ambulant erworbene 39
– Aspirations- 39
– beatmungsassoziierte 39
– immunsupprimierte 39
– Lungenabszess 39
– nosokomial erworbene 39
– Übertragung 40
Polyneuropathie 78
Polyomaviridae 22
Polysaccharidimpfstoff 97
Postexpositionsprophylaxe 6
Poststreptokokken-Glomerulonephritis 81
Poxviridae 22
Präexpositionsprophylaxe 6
Präpatenz 5
primäre Resistenz 11
Primärinfektion 5
progressive multifokale Leukenzephalopathie 76
Proguanil 85
Prostatahyperplasie 61
Protease-Inhibitor 77
Proteus 61
Protozoen 27
pseudomembranöse Enterokolitis 48
pseudomembranöse Kolitis 89
Pseudomoas 61
Pseudomonaden 12
Pseudomyzel 62
Pyelonephritis 61

Q
QFT-Test 38
Quantiferon-Test 38

R
reaktive Arthritis 1
Reaktivierung 5
Regelimpfungen
– Kinder, Jugendliche und Erwachsene 98
– Säuglinge und Kleinkinder 98
Rehydrierung 46
Reinfektion 5
Reisediarrhö 49
Reisekrankheit 45
Reiter-Trias 64
rekombinanter Impfstoff 97
Reoviridae 22
Resistenz
– primäre 11
– sekundäre 11
Resistenzmechanismus 11
Retroviren 75
Retroviridae 22
Rhabdoviridae 22
rheumatisches Fieber 81

Rhizopoden 27
Ribavirin 23
Rifampicin 34
Rinderbandwurm 29
Ringelröteln 80
Ritonavir 100
RNS 21
Rotavirus 49, 95
Röteln 80, 96
– konnatale 9
– postexpositionelle Impfung 101
– Riegelungsimpfung 101
Rötelnembryopathie 80
Roth-Flecke 33
Rubivirus 80
Rundwürmer 29

S
Salmonella enteritidis 46, 49
Salmonella typhimurium 46
Salmonellen 46, 95
Salmonellen-Sepsis 76
Salmonellose 46
Sarcoptes scabiei 68
Saugwurm 29
Scabies norvegica 69
Schimmelpilze 25
Schistosomen 29
Schlafkrankheit 27
Schmarotzer 27
Schock, anaphylaktischer 2
Schweinebandwurm 29
sekretorische Diarrhö 48
sekundäre Resistenz 11
Sekundärinfektion 5
Serologie 18, 23
Shigella 49, 95
Skabies 68
Soor 74
Spaltimpfstoff 97
spezifische Spondylitis 59
Spirochäten 12
Spondylitis, spezifische 59
sporenbildende Bakterien 13
Sporentierchen 27, 83
Sporozoen 27, 83
Sporozoiten 83
Sprosspilz 25
Spulwurm 29
SSPE 80
SSSS 70
Stäbchen 12
– begeißelte 12
– gekrümmte 12
– gerade 12
– keulenförmige 12
– schraubenförmige 12
Staphylococcal Scaled Skin Syndrome 70
Staphylococcus aureus 16, 46
Staphylococcus-aureus-Toxin 49
Staphylococcus saprophyticus 61
Staphylokokken 12
Sternenhimmel 80
Steven-Johnson-Syndrom 2
STI 62
Stippchen 74

Streptococcus pneumoniae 16, 42
Streptococcus pyogenes 80
Streptokinase 11
Streptokokken 12
Streptomycin 97
Superinfektion 5
Syndrom, akutes retrovirales 75
Syphilis 63
Systemmykosen 25
systhemischer Lupus erythematodes 1

T
Tabes dorsalis 63
Taenia saginata 29
Taenia solium 29
Taubheit 67
Teicoplanin 92
Tenofovir 54, 100
Terbinafin 26
Tetanus-Immunprophylaxe 101
Tetrazykline 89
Therapie, hochaktive antiretrovirale 76
Tinea capitis 25
Tinea corporis 25
Tinea pedum et manuum 25
Tinea unguium 25
Togaviridae 22
Tollwut 57, 96, 102
Tollwut-Immunglobulin 97
Totimpfstoff 97, 98
Toxoidimpfstoff 97
Toxoplasma gondii 27
Toxoplasmen 55
Toxoplasmose 27, 96
– konnatale 9
– zerebrale 76
TPHA 63
Transplantatabstoßung 2
Trematoden 29
Treponema-pallidum-Hämagglutinationstest 63
Treponema vincentii 74
Trichinella spiralis 29
Trichinellose 29
Trichinen 35
Trichomonas vaginalis 27, 64
Trichomoniasis 27
Trichomoniasis-Infektion 64
Trichophyton 25
Trichuriasis 29
Trichuris trichiura 29
Tripper 63
Trophozoiten 45
Trypanosoma brucei 27
Trypanosoma cruzi 27
Tuberkulin-Haut-Test 38
Tuberkulinreaktion 2
Tuberkulose 37, 95
– Chemoprophylaxe 102
– Initialphase 38
– Kombinationstherapie 38
– Meldepflicht 39
– Stabilisierungsphase 38
Typhus
– Inkubationszeit 87
– Salmonella enterica typhi 87
Typhus abdominalis 96

Typhus 87
Typhus-Lebendimpfung 97

U
Übertragungswege 8
ulzeröse Gaumenmandel 74
Umweltresistenz 12
Uncoating 19
ungeschützter Geschlechtsverkehr 62

V
Vaginalmykose 25
Vaginose, bakterielle 62
Vancomycin 34, 92
Varizella-Zoster-Virus 67, 80
Varizellen 80, 96
– neonatale 10
– postexpositionelle Impfung 102
Varizellenimpfung 68
Varizellensyndrom, kongenitales 10
VDRL 63
Venereal Disease Research Laboratory Test 63
Verbrauchskoagulopathie 55
Vibrionen 12
virale Meningitis 55
Virion 19
Virus 19
– Größenvergleich 19
– humanpathogenes 22
– Wirtszelle 19
Virusdiagnostik 23
Virusdirektnachweis 23
Virushepatitiden 51
Virushepatitis 96
Virusinfektion, indirekter Nachweis 23
Virusisolierung 23
Virusmyokarditis 34
Viruspartikel 19
Virusvermehrungszyklus 20
viszerale Leishmaniose 27
Vortestung 98
Vulvovaginitis herpetica 64
VZIG 103
VZV 67
VZV-Impfung 68
VZV-Infektion 68
VZV-Virusinfektion 76

W
Wachstum in Kultur 17
Wanderröte 77
Wasting-Syndrom 76
Waterhouse-Friderichsen-Syndrom 55
Wimperntierchen 27
Windeldermatitis 25
Windpocken 67, 80
Wiskott-Aldrich-Syndrom 2
Wucheria boancrofti 29
Würmer 29
Wurzeltierchen 27

Y
Yersinia enterocolitica 95

Z
Zecke 77
Zeckenstich 77

Register

Zelltropismus 19
zerebrale Toxoplasmose 76
Zervixkarzinom, invasives 76
Zidovudin 100
Zirrhose 1

Zöliakie 1
Zoster 67
Zoster ophthalmicus 67
Zoster oticus 67
Zystizerkose 29